Siddharth Anand
Ramakrishna Yeluri
Updesh Masih

Doenças gengivais e periodontais na criança

Siddharth Anand
Ramakrishna Yeluri
Updesh Masih

Doenças gengivais e periodontais na criança

ScienciaScripts

Imprint

Any brand names and product names mentioned in this book are subject to trademark, brand or patent protection and are trademarks or registered trademarks of their respective holders. The use of brand names, product names, common names, trade names, product descriptions etc. even without a particular marking in this work is in no way to be construed to mean that such names may be regarded as unrestricted in respect of trademark and brand protection legislation and could thus be used by anyone.

Cover image: www.ingimage.com

This book is a translation from the original published under ISBN 978-620-2-06846-8.

Publisher:
Sciencia Scripts
is a trademark of
Dodo Books Indian Ocean Ltd. and OmniScriptum S.R.L publishing group

120 High Road, East Finchley, London, N2 9ED, United Kingdom
Str. Armeneasca 28/1, office 1, Chisinau MD-2012, Republic of Moldova, Europe
Printed at: see last page
ISBN: 978-620-7-96125-2

ÍNDICE DE CONTEÚDOS

1. <u>RECONHECIMENTO</u>

*É com extremo contentamento, privilégio e honra que aproveito esta oportunidade para expressar o meu sincero e mais profundo sentido de gratidão ao meu orientador, **Dr. Ramakrishna Yeluri, Professor**, Departamento de Pedodontia e Medicina Dentária Preventiva, K.D. Dental College and Hospital, Mathura, pelas suas horas intermináveis de envolvimento entusiástico, orientação especializada e o seu apoio atencioso e atempado que me deu ao longo desta dissertação da biblioteca e através do difícil terreno do meu curso de pós-graduação.*

*Devo um profundo sentimento de gratidão ao Professor **Dr. Updesh Masih** e à Leitora **Dra. Deepa Hegde** pelo seu apoio moral, pela sua atitude de ajuda constante e pelos seus conselhos, que muito me encorajaram. Os meus sinceros agradecimentos aos meus amigos **Dr. Amit Goel, Dr. Divyam Girdhar, Dr. Anant Sharma** e **Dr. Kamal Kishan Singh**, e à minha colega júnior, **Dra. Priti Yadav**, pela sua generosa partilha de conhecimentos e pelo seu constante e valioso apoio, que me guiaram no presente trabalho.*

*Estou muito grato aos meus pais, **Prof. (Dr.) Shailendra Kumar e Sra. Veena Sinha,** pelo seu apoio e orientação constantes ao longo da minha carreira. O seu amor, compreensão, bênçãos e sacrifícios são as razões que me levaram a ser o que sou hoje.*

*Agradeço ao **"Senhor Todo-Poderoso"** por todas as bênçãos que me concedeu.*

Dr. Siddharth Anand S. K.

2. <u>Abreviaturas</u>

ABC: Alveolar bone crest

AgNOR: Silver colloid nuclear organise regions

BLS: Bone loss score

BOP: Bleeding on probing

BPI: Bleeding point index

CAL: Clinical attachment loss

CBHE: Cocoa bean husk extract

CEJ: Cemento enamel junction

CIS: Clinical Inflammation score

CI-S: Calculus index – Simplified

CPI: Community Periodontal Index

CPITN: Community Periodontal Index of Treatment Needs

CRF: Chronic renal failure

CSI: Calculus surface index

DMFT: Decayed Missing Filled Teeth

DMFS: Decayed Missing Filled Surfaces

DMF: Decayed Missing Filled

DI – S: Debris Index – Simplified

dmfs: decayed missing filled surfaces (for deciduous teeth)

def: decayed extracted / indicated for extraction filled

dft: decayed filled teeth

ESI: Extent and severity index

GBCI: Gingival bone count index

GBI: Gingival bleeding index

GI: Gingival index

GPI: Gingival periodontal index

IBI: Interdental bleeding index

LJP: Localized juvenile periodontitis

MBL: Marginal bone level

MLCI: Marginal line calculus index

NG: Necrotizing gingivitis

NOR: Nuclear organizer regions

NP: Necrotizing periodontitis

OHI – S: Oral Hygiene Index – Simplified

OHI: Oral Hygiene Index

PBI: Papillary bleeding index

PDI: Periodontal disease index

PHP: Patient hygiene performance index

PI: Periodontal index

PIGO: Phenytoin induced gingival overgrowth

PMA: Papillary marginal attachment

PSI: Periodontal severity index

SBI: Sulcular bleeding index

SLP: Special learning programme

WHO: World Health Organization

3. <u>INTRODUÇÃO</u>

O termo periodonto deriva da palavra grega "Peri" que significa à volta e "odont" que significa dente, pelo que pode ser simplesmente definido como os "tecidos que revestem e suportam os dentes". O termo gengiva deriva da palavra latina gin' givea que significa gengiva. As várias doenças do periodonto são coletivamente designadas por doenças periodontais.[1]

A saúde não é um estado estático. É um estado dinâmico em que o organismo ou tecido vivo e funcional permanece em equilíbrio com um ambiente em constante mudança. A cárie dentária, as doenças periodontais, a má oclusão e o cancro oral são os principais problemas dentários que afectam as pessoas em todo o mundo. Muitas pessoas pensam na doença periodontal como um problema dos adultos. No entanto, estudos indicam que quase todas as crianças e adolescentes têm gengivite, a primeira fase das doenças periodontais. As formas avançadas de doenças periodontais são muito mais raras em crianças do que em adultos, mas podem ocorrer. As doenças periodontais são as doenças que envolvem as estruturas periodontais para além da gengiva e levam à perda de ligação do tecido conjuntivo.[2] Encontram-se entre as doenças mais comuns na humanidade.[3]

É um facto bem conhecido que as bactérias constituem uma parte importante do ambiente e que todas as superfícies externas na natureza, incluindo os tecidos vivos, estão cobertas por bactérias, não sendo a pele, o intestino e a mucosa oral uma exceção. Existem mais de 750 espécies bacterianas capazes de colonizar a cavidade oral e, embora possam ser encontradas cerca de 150 espécies num indivíduo, algumas destas espécies estão mais associadas a doenças periodontais do que outras.[4] As doenças periodontais não são causadas por um único microrganismo oral, mas por vários e a lista ainda está a ser refinada devido à complexidade do assunto. Alguns dos microrganismos são considerados mais patogénicos do que outros. As gengivas e o periodonto das crianças diferem em alguns aspectos dos dos adultos. Assim, as doenças gengivais e periodontais nas crianças podem ser estudadas de forma diferente do ponto de vista anatómico, microbiológico e celular.

Os avanços na ciência e tecnologia médicas durante o último século expandiram grandemente o nosso conhecimento sobre a patogénese das doenças periodontais. A cavidade oral é a porta de entrada para o corpo. A cavidade oral é continuamente afetada por infecções oportunistas, por um lado, e por complicações orais de doenças e perturbações sistémicas, por outro, pelo que há séculos que se suspeita de uma associação entre infecções orais e doenças sistémicas. O efeito da saúde oral no resto do corpo humano foi proposto pelos assírios no século VII a.C. Assim, os médicos dentistas devem estar cientes da prevalência, das caraterísticas de diagnóstico, da microbiologia, dos factores relacionados com o hospedeiro e da gestão terapêutica de cada uma destas entidades patológicas.[5]

O objetivo desta dissertação bibliográfica é analisar:

1) Periodonto normal em crianças.

2) As doenças gengivais e periodontais mais comuns que afectam as crianças.

3) Doenças sistémicas que afectam o periodonto e doenças periodontais necrotizantes encontradas em crianças pequenas.

4) Papel do Pedodontista na prevenção e tratamento destas doenças nas crianças.

4. <u>REVISÃO DA LITERATURA</u>

Sutcliffe P[6] (1972) efectuou um estudo em 127 crianças com idades compreendidas entre os 11 e os 17 anos, que revelou uma elevada prevalência inicial de gengivite que tendia a diminuir ligeiramente com a idade. Concluiu que a gengivite aumentava nos indivíduos com uma variação de idade que sugere uma ligação com a puberdade. O aumento era aparentemente o resultado de uma maior resposta dos tecidos à irritação, o que sugere que a causa estava relacionada com a concentração de hormonas sexuais circulantes.

Robinson PJ, Stoller NH, Vilardi M, Cohen DW[7] (1975) avaliaram clinicamente o efeito de um colutório com enzimas proteolíticas na placa bacteriana e na gengivite em adultos jovens. Concluíram que não houve uma redução estatisticamente significativa na placa existente ou na taxa de acumulação de placa quando este colutório de enzimas proteolíticas foi utilizado.

Pedersen PH, Agerbaek N, Theilade E[8] (1975) efectuaram uma investigação para produzir gengivite experimental em humanos jovens e idosos. Concluíram que, com a idade, havia uma resposta alterada do hospedeiro aos microrganismos da placa bacteriana.

Birkeland J M, Jorkjend L[9] (1975) estudaram o efeito do enxaguamento bucal e da escovagem dos dentes com soluções de flúor nas cáries em crianças norueguesas em idade escolar e concluíram que as diferentes experiências de cárie das crianças com enxaguamento bucal e escovagem supervisionada dos dentes estavam relacionadas com as frequências de aplicação de flúor e não com o enxaguamento e a escovagem. Também referiram que a combinação da técnica de escovagem Roll and Scrub tende a remover um maior número de placa bacteriana do que a técnica de escovagem individual.

Ainamo J, Talari A[10] (1976) provaram que a largura anatómica medida da gengiva anexa não difere entre sexos e aumenta com a idade. A distância entre a junção mucogengival e o bordo inferior da mandíbula não aumentou com a idade. A junção mucogengival permanece numa localização provavelmente pré-determinada geneticamente enquanto os dentes se movem em direção oclusal durante a vida adulta. Na ausência de retração concomitante da margem gengival, isto resulta num aumento da largura da gengiva anexa com o avançar da idade.

Waerhaug J[11] (1977) avaliou o efeito do controlo da placa bacteriana no tratamento da periodontite juvenil e concluiu que os casos de "periodontose" respondiam ao controlo total da placa bacteriana da mesma forma que os casos normais, mas na periodontose, o controlo incompleto da placa bacteriana em qualquer dente levava a uma perda óssea extremamente rápida e, eventualmente, à extração. A razão para isto foi a migração apical invulgarmente rápida da placa subgengival, que era a caraterística mais típica da periodontite juvenil.

Agerbaek N, Poulsen S, Melsen B, Glavind L[12] (1977) avaliaram a influência de uma alteração de 2 para 3 semanas no intervalo entre as limpezas dentárias profissionais durante o segundo ano de tratamento. As pontuações DMFS durante o segundo ano de tratamento não diferiram significativamente entre os grupos experimental e de controlo. Os índices de placa bacteriana e gengival, apesar de terem aumentado durante o segundo ano de tratamento, eram ainda significativamente mais baixos nas crianças sujeitas à limpeza de 3 em 3 semanas do que nas crianças do grupo de controlo.

Matsson L[13] (1978) efectuou um estudo sobre o desenvolvimento de gengivite em crianças em idade pré-escolar e jovens adultos. Após um período de higiene oral intensiva, a limpeza dos dentes foi interrompida durante 21 dias. A quantidade de placa bacteriana, a quantidade de exsudado gengival e de leucócitos creviculares e a tendência para a hemorragia foram registadas nos dias 0, 7, 14 e 21. Durante a experiência, a quantidade de placa bacteriana aumentou continuamente em ambos os grupos. A quantidade de exsudados gengivais e a tendência para a hemorragia gengival aumentaram para valores elevados nos adultos, enquanto que apenas se registou um pequeno aumento nas crianças. A quantidade de leucócitos creviculares aumentou em ambos os grupos, mas o incremento foi maior nos adultos.

Cutress TW, Hunter PBV, Beck DJ, de Souja P[14] (1978) compararam o Índice de Estado Periodontal da OMS (PSI) com os Índices Periodontais (PI) e os Índices de Higiene Oral (OHl) e concluíram que, para o PSI, PI e OHl, todas as pontuações dependiam da idade, com exceção dos depósitos moles no PSI e OHl, que eram independentes da idade. As vantagens do sistema PSI foram consideradas a facilidade de pontuação e a oportunidade de avaliar a necessidade de tratamento, em termos de tempo, a nível dos serviços de saúde pública. As desvantagens foram a falta de quantificação, as dificuldades de diagnóstico da gengivite intensa e as condições localizadas e gerais. Os sistemas PI e OHl proporcionam uma base de pontuação mais objetiva, quantitativa e sensível do que o PSI.

Horowitz AM, Suomi JD, Peterson JK, Mathews BL, Voglesong RH, Lyman BA[15] (1980) determinaram o efeito sobre a higiene oral, a inflamação gengival e a cárie dentária através da remoção da placa dentária por meio do uso diário e supervisionado do fio dental e da escovagem dos dentes na escola durante 3 anos nos EUA e concluíram que as raparigas do grupo de tratamento apresentaram uma redução significativa nos valores médios da placa e, para raparigas e rapazes, as alterações médias nos valores da gengivite foram significativamente reduzidas, mas a diferença entre os grupos não foi estatisticamente significativa. Concluíram que as expectativas de benefícios mais do que modestos dos regimes de escovagem dos dentes e de utilização do fio dental nas escolas não eram realistas.

Mann J, Cormier PP, Green P, Ram CA, Miller MF, Ship II[16] (1981) concluíram que a perda de inserção periodontal nas mulheres tem taxas de prevalência mais baixas do que nos homens. Foi encontrada uma relação inversa entre a perda óssea e outras variáveis medidas, ou seja, placa bacteriana, conhecimentos dentários, comportamento dentário (escovagem dos dentes e visita a uma clínica dentária), tratamento recente recebido e sexo dos indivíduos.

Spencer AJ, Beighton D, Higgins TJ [17] (1983) determinaram a prevalência e a gravidade da gengivite em crianças de 5 a 6 anos da escola primária. Cento e vinte e oito crianças foram examinadas quanto ao estado de higiene oral utilizando o

Índice de Placa e o Índice de Cálculo. O estado periodontal foi avaliado utilizando o Índice Gengival (I.G.) e registando as profundidades do sulco gengival em dentes selecionados. A maioria das crianças tinha uma pontuação máxima do Índice de Placa de 2, uma pontuação máxima do Índice de Cálculo de 0, uma pontuação máxima do I.G. de 1 e uma profundidade máxima do sulco de 2 mm. Concluíram que o Índice de Placa e a idade usados na análise de classificação múltipla explicaram apenas 28% da variação nos dados de I.G.. Além disso, a análise não indicou o sexo das crianças como uma fonte significativa de explicação para a variação do I.G.

Savitt ED, Socransky SS[18] **(1984)** provaram que qualquer forma de doença periodontal causará um desvio significativo na composição microbiana em relação à observada em amostras de placas de locais saudáveis.

Haffajee AD, Socransky SS, Ebersole JL, Smith DJ[19] **(1984)** estudaram que as proporções de *Actinobacillus actinomycetemcomitans* e *Selenomonas sputigera* eram elevadas nos locais activos, enquanto as proporções de *Bacteroides intermedius* eram elevadas nos locais de controlo. A terapia cirúrgica e com tetraciclina diminuiu a resposta local de anticorpos contra *Actinobacillus actinomycetemcomitans* para níveis encontrados no soro.

Gjermo P, Bellini HT, Santos VP, Martins JG, Ferracyoli JR[20] **(1984)** concluíram que, em populações jovens, as radiografias de asa de mordida parecem ser valiosas no rastreio de indivíduos com perda óssea incipiente, bem como na identificação de indivíduos com periodontite juvenil.

Dzink JL, Tanner ACR, Haffajee AD, Socransky SS[21] **(1985)** concluíram que as proporções de bastonetes gram-negativos eram mais elevadas em locais de doença periodontal ativa do que em locais inactivos. As espécies que se verificou serem significativamente elevadas apenas em locais activos foram *Bacteroides intermedius, Fusiform bacteroides, Actinobacillus actinomycetemcomitans* e *Walinella reta. Fusobacterium nucleatum, Capnocytophaga gingivalis* e *Eikenella corrodens* foram encontrados em proporções significativamente aumentadas nos sítios activos de alguns indivíduos e nos sítios inactivos de outros.

Razak AI [22] **(1985)** avaliou a eficácia da escovagem dos dentes em 124 crianças de seis anos de idade não instruídas. A pontuação mais elevada na pré-escovagem e a capacidade menos eficaz de escovagem dos dentes foram observadas entre as crianças da escola malaia. As crianças escovavam os dentes anteriores melhor do que os posteriores e as superfícies faciais melhor do que as linguais. A maior percentagem de redução do índice de placa bacteriana foi observada nas áreas oclusais / incisais, sendo as áreas gengivais as menos acessíveis. Concluiu que as crianças deste grupo etário não têm destreza manual para escovar os dentes de forma eficaz e que é necessária uma supervisão parental adequada para as ajudar a realizar o procedimento de escovagem dos dentes.

Addy M, Dummer PMH, Griffiths G, Hicks R, Kingdon A, Shaw WC[23] **(1986)** realizaram um estudo sobre a prevalência de placa bacteriana, gengivite e cárie em crianças de 11-12 anos de idade no Sul do País de Gales e concluíram que o embolsamento pode ser um indicador da atividade atual ou recente da doença e estaria bem correlacionado com a placa bacteriana e a gengivite ou pode ser um reflexo da experiência anterior da doença, caso em que a correlação pode ser muito mais fraca. A correlação significativa, mas baixa, entre os valores da placa bacteriana e da cárie apoia um papel etiológico da placa bacteriana na cárie, mas sublinha a importância de outros factores essenciais para o desenvolvimento da doença dentária.

Bosma RW, van Dijk LJ[24] **(1986)** concluíram que o padrão atípico de imunodeficiência das células T, juntamente com os defeitos funcionais dos leucócitos PMN e dos monócitos, poderia levar a uma reação inadequada ao ataque bacteriano. Este facto, juntamente com a constituição possivelmente alterada do tecido conjuntivo, pode ser responsável pela rápida progressão da doença periodontal observada na síndrome de Down.

Lang NP, Joss A, Orsanic T, Gusberti FA, Siegrist BE[25] **(1986)** no seu estudo demonstraram que as bolsas com uma profundidade de sondagem > 5 mm tinham uma incidência significativamente mais elevada de hemorragia à sondagem (BOP). Os pacientes com 16% ou mais de sítios com BOP tinham uma maior probabilidade de perder a inserção. As bolsas com uma incidência de BOP de 4/4 tinham uma probabilidade de 30% de perder a fixação. Esta probabilidade diminuiu para 14% com BOP de 3/4, 6% com BOP de 2/4, 3%, com BOP de 1/4 e 1,5% com BOP de 0/4. Os cálculos de sensibilidade e previsibilidade revelaram que o BOP era um indicador de prognóstico limitado, mas útil, no diagnóstico clínico de pacientes em fase de manutenção periodontal.

Keszthelyi G, Szabo I[26] (1987) mediram a perda de inserção e a sua prevalência, severidade e distribuição em molares decíduos extraídos e corados e concluíram que os molares superiores, os primeiros molares e as superfícies proximais apresentavam mais perda de inserção do que os molares inferiores, os segundos molares e as superfícies vestibulares e linguais. O padrão de perda de inserção foi semelhante ao dos molares permanentes. Nas superfícies proximais cariadas, registou-se uma perda de inserção significativamente maior do que nas superfícies proximais sãs.

Wolfe MD, Carlos JP[27] (1987) estudaram a doença periodontal em adolescentes dos índios Navajo e concluíram que a perda de inserção e a perda óssea alveolar não estavam fortemente associadas ao sexo, mas a prevalência da perda óssea aumentava com a idade.

Kallestal C, Matsson L[28] (1989) determinaram radiograficamente a distância normal entre a junção cemento-esmalte e a crista óssea alveolar como base para o diagnóstico da perda óssea em adolescentes e sugeriram que > 2 mm seria o critério de escolha em estudos epidemiológicos da perda óssea em adolescentes.

Robertson JA McL, Reade PC, Steidler NE, Spencer AJ[29] (1989) analisaram a saúde dentária de 243 crianças tibetanas em Dharamsala, no Estado de Himachal Pradesh, na Índia, e concluíram que a placa bacteriana e o cálculo estavam presentes em muitos sextantes, mas havia gengivite intensa e raramente estavam presentes sinais de doenças periodontais avançadas. Quase não se recebiam cuidados dentários e deviam ser realizadas actividades adequadas de promoção da saúde dentária.

Rodrigues CR, Ando T, Guimaraes LO [30] **(1989)** avaliaram o estado gengival usando o índice gengival simplificado para as idades de 4 a 6 e 7 a 10 anos (dentição decídua e mista). Para o índice gengival, foram utilizados os critérios baseados em Schour e Massler, 1947. Para obter os dados totais das condições estudadas, foi efectuada uma simplificação do índice total. Para as idades de 4 a 6 anos, foram selecionadas as superfícies labiais de 54, 61, 75 e 82. Para as idades de 7 a 10 anos, foram acrescentadas as superfícies labiais de 26 e 46. As médias para o índice total e simplificado foram obtidas para cada sexo do grupo etário. Concluíram que, em ambas as dentições, o índice simplificado apresentou correlação significativa com o índice total.

Matsson L, Moller C [31] **(1990)** estudaram o grau de inflamação gengival em crianças com rinoconjuntivite devido a polinose de bétula e concluíram que o rácio de sangramento e placa bacteriana era significativamente mais elevado nas crianças alérgicas durante as épocas de pólen, em comparação com os controlos.

Clerehugh V, Lennon MA, Worthington HV [32] **(1990)** estudaram os resultados de 5 anos de um estudo longitudinal da periodontite precoce em adolescentes de 14 a 19 anos e concluíram que o início e a progressão da periodontite podem ser observados durante a adolescência. Os primeiros molares superiores e os incisivos inferiores estavam em maior risco e a presença de cálculo subgengival era o principal fator para o desenvolvimento da perda de inserção.

Dos Santos VI, Lascala NT, Ando T, Korytnicki D [33] **(1990)** estudaram a duração e a eficiência da escovagem dentária em crianças de 4 a 6 anos e concluíram que o período de escovagem de 3 minutos era insuficiente, enquanto o período de 5 minutos era altamente seguro e eficaz. Para o sucesso da higiene oral da criança em idade pré-escolar, os dentes devem ser escovados durante 5 minutos, sob supervisão, pelo menos uma vez por dia.

Wagaiyu EG, Ashley FP [34] **(1991)** estudaram a respiração bucal, o selamento labial e a cobertura do lábio superior e a sua relação com a inflamação gengival em crianças de 11-14 anos de idade e concluíram que a respiração bucal ou uma linha labial elevada aumentam a suscetibilidade à inflamação gengival em crianças, em particular no segmento anterior do maxilar. Concluíram também que a influência da respiração bucal se restringia aos locais palatinos, enquanto a cobertura labial influenciava a inflamação gengival nos locais palatinos e labiais.

Vyas HA, Damle SG[35] (1991) estudaram a cárie dentária e a doença periodontal em 94 crianças mentalmente subnormais, 92 deficientes físicas, 74 delinquentes juvenis e 206 crianças normais (11-14 anos de idade) e concluíram que havia uma elevada prevalência de doença periodontal nas crianças deficientes e baixa nas crianças normais.

Tewari A, Gauba K, Goyal A [36] (1991) analisaram as práticas de saúde oral de 3247 indivíduos, com idades compreendidas entre os 6 e os 60 anos, do quarteirão de Sidhaura, em Haryana, e concluíram que a utilização de dattan era mais prevalente do que a escova de dentes. 37% do total da comunidade tinha conhecimento de que a escova era a melhor medida de higiene oral. 25% da comunidade que utilizava a escova escovava apenas uma vez por dia. O conhecimento da comunidade sobre o papel dos fluoretos na prevenção da cárie dentária era completamente inexistente: 1,8% da comunidade usava dentífrico com flúor. 35-45% da comunidade praticava a ingestão de alimentos/bebidas doces, etc. quatro vezes por dia.

Sjodin B, Matsson L[37] (1992) realizaram um estudo para estabelecer o intervalo normal para a distância radiográfica entre a junção cemento-esmalte (JCE) e o nível ósseo marginal (NMO) na dentição decídua e para relacionar esta distância com vários factores fisiológicos e patológicos e concluíram que a erupção do dente permanente vizinho e a esfoliação do dente decíduo vizinho pareciam estar associadas a grandes distâncias JCE-NMO.

Hsu SC, Hwang TJ, Guo MK[38] (1992) estudaram a eficácia da escova de dentes ortodôntica na remoção da placa bacteriana em pacientes ortodônticos e concluíram que a eficácia da escova de dentes ortodôntica na remoção da placa bacteriana não era melhor do que a escova de dentes convencional em condições não supervisionadas.

Christersson LA, Zambon JJ[39] **(1993)** avaliaram os efeitos clínicos e microbiológicos da terapia antimicrobiana sistémica isolada em adolescentes infectados com *Actinobacillus actinomycetemcomitans* com doença periodontal e concluíram que *o Actinobacillus actinomycetemcomitans* na periodontite juvenil localizada determina a eficácia do ponto final do tratamento.

Dubey R, Jalili VP, Garg S [40] **(1993)** realizaram um estudo para determinar a deposição de placa bacteriana e as alterações na gengiva em pacientes submetidos a tratamento ortodôntico com aparelhos fixos, aparelhos removíveis activos e aparelhos miofuncionais e concluíram que, embora os valores do índice de placa bacteriana e do índice gengival em todos os grupos de tratamento fossem mais elevados, os valores encontravam-se dentro dos limites de uma boa higiene oral. Os aparelhos ortodônticos, quer sejam fixos, removíveis activos ou miofuncionais, não afectariam negativamente a higiene oral ou a saúde gengival se fossem seguidas instruções de higiene oral adequadas.

Rao SP, Bharambe MS [41] **(1993)** estudou o estado de saúde oral em crianças em idade escolar de Wardha para descobrir as diferenças geográficas no estado de saúde oral e para o relacionar com o hábito de limpeza dos dentes e o estado nutricional. Foi selecionada uma amostra de 778 crianças que estudavam em 2 escolas primárias urbanas, 4 rurais e 2 tribais. A maioria (60,8%) das crianças tinha o hábito de limpar os dentes com manjan. A prevalência de doenças periodontais foi significativamente elevada nas crianças que tinham o hábito de limpar os dentes com cinzas, manjan e carvão. As crianças tribais apresentavam um melhor estado de saúde oral do que as crianças urbanas. O estado nutricional não desempenhou qualquer papel na cárie dentária.

Sjodin B, Matsson L[42] **(1994)** estudaram a perda óssea marginal na dentição decídua de crianças dos 7 aos 9 anos de idade na Suécia e concluíram que as crianças com perda óssea na dentição decídua não desenvolveriam periodontite juvenil na dentição permanente e que a perda óssea radiográfica na dentição decídua não era um indicador fiável do desenvolvimento posterior de periodontite juvenil.

Chopra S, Taneja JR, Rai J [43] **(1994)** a microflora em crianças bem nutridas e mal nutridas em relação à cárie dentária e observou que a correlação entre o DMFS médio e a prevalência de *Streptococcus mutans* nos grupos bem nutridos e mal nutridos era altamente significativa. O estado nutricional, incluindo os diferentes graus de desnutrição, não teve influência significativa na prevalência dos microrganismos isolados. A prevalência de cáries foi maior no grupo bem nutrido, enquanto o índice gengival foi maior no grupo malnutrido.

Bhowate RR, Borle SR, Chinchkhede DH, Gondhalekar RV [44] **(1994)** efectuou um estudo para avaliar a experiência de cárie e a saúde periodontal em crianças de 11-15 anos de idade de escolas rurais em Sevagram, Wardha, e não encontrou qualquer restauração em nenhum dente. Das 802 crianças, 53,50% tinham cáries dentárias e 59,35% tinham gengivite. A prevalência da cárie dentária e da gengivite aumentava à medida que a idade avançava. O índice de higiene oral das crianças que usavam pasta de dentes e escova era muito baixo.

Bimstein E, Matsson L, Soskolne AW, Lustmann J [45] **(1994)** compararam as caraterísticas histológicas dos tecidos gengivais dos dentes decíduos com os dentes permanentes em crianças e concluíram que, quando comparados com os dentes permanentes, os dentes decíduos estavam associados a um epitélio juncional mais espesso, a um maior número de leucócitos no tecido conjuntivo adjacente à extremidade apical do epitélio juncional e a uma maior densidade de fibras de colagénio no tecido conjuntivo epitelial suboral. Não foram observadas diferenças significativas na largura da gengiva livre, na espessura do epitélio oral ou na sua camada queratinizada. Houve diferenças significativas na microanatomia dos tecidos gengivais entre dentes decíduos e permanentes em crianças

Lopez NJ, Mellado JC, Giglio MS, Leighton GX[46] **(1995)** estudaram a ocorrência de certas espécies e morfotipos bacterianos na periodontite juvenil no Chile e descobriram que certas bactérias pareciam caraterizar mais a microflora subgengival dos locais afectados do que a dos locais não afectados na periodontite juvenil. As espécies detectadas em mais de 50% dos locais afectados pela periodontite juvenil localizada foram *Porphyromonas gingivalis, Prevotella intermedia, Eiknella corrodens, Fusobacterium nucleatum e espécies de Capnocytophaga.*

Amitha H, Munshi AK [47] **(1995)** estudaram o efeito do colutório de gluconato de clorexidina a 0,2% (Hexidine) na microflora da placa bacteriana em crianças que usavam aparelhos removíveis intra-orais e concluíram que se verificou um aumento estatisticamente significativo dos isolados da microflora da placa bacteriana após a inserção de aparelhos removíveis em crianças, que diminuiu significativamente com a utilização de 10 ml de colutório de gluconato de clorexidina a 0,2% duas vezes por dia. Os espécimes de dentes decíduos e permanentes montados no dispositivo intra-oral recolheram microflora da placa bacteriana semelhante à presente na dentição natural adjacente e que a terapêutica com gluconato de clorexidina foi eficaz na redução da microflora da placa bacteriana em crianças com aparelhos removíveis.

Lopez NJ, Mellado JC, Leighton GX[48] **(1996)** indicou que uma proporção significativa de pacientes com periodontite juvenil localizada não apresentava níveis detectáveis de *Actinobacillus actinomycetemcomitans* e esta bactéria não foi encontrada em pacientes com periodontite juvenil generalizada. A elevada prevalência e os elevados níveis de *Porphyromonas gingivalis* e *Prevotella intermedia* encontrados em doentes com periodontite juvenil localizada e periodontite juvenil generalizada sugeriram que, na população estudada, a periodontite juvenil estava mais frequentemente associada a estas espécies de bactérias do que a *Actinobacillus actinomycetemcomitans.*

Bhavsar JP, Damle SG [49] **(1996)** efectuaram um estudo para avaliar o estado de saúde oral de 593 crianças deficientes com idades compreendidas entre os 12 e os 14 anos que estudavam em várias escolas de Bombaim e concluíram que a prevalência e a gravidade das cáries dentárias eram mais elevadas no grupo com paralisia cerebral e mais baixas no grupo dos cegos. Em geral, em todos os grupos, o componente cariado (D) teve predominância sobre os componentes ausente (M) e preenchido (F). Os componentes com sangramento e cálculo foram mais elevados do que os componentes saudáveis em todos os grupos e quase todas as crianças necessitaram de tratamento sob a forma de destartarização profunda e/ou profilaxia e instruções de higiene oral.

Seymour RA, Thomason JM, Ellis JS[50] (1996) estudaram a patogénese do sobrecrescimento gengival induzido por medicamentos e concluíram que existem três factores importantes na expressão das alterações gengivais, nomeadamente as variáveis dos medicamentos, as alterações inflamatórias induzidas pela placa nos tecidos gengivais e os factores genéticos. Os factores genéticos podem também influenciar o metabolismo, a farmacocinética e a farmacodinâmica dos medicamentos. Todos estes três factores podem ter impacto no controlo da matriz de colagénio, afectando a síntese e a libertação de metaloproteinases da matriz e de inibidores tecidulares da metaloproteinase. A atividade destes efeitos ou moléculas tem um papel significativo na patogénese do crescimento gengival induzido por fármacos.

Alexander S, Hegde S, Sudha P [51] (1997) examinou 817 crianças tibetanas em idade escolar, com idades compreendidas entre os 7 e os 17 anos, do distrito de Mysore, relativamente à má oclusão, hemorragia gengival e cálculo, e concluiu que se verificava um aumento muito ligeiro da má oclusão nas raparigas, um aumento estatisticamente significativo da hemorragia gengival entre as raparigas de 8-13 anos e de 17 anos e entre os rapazes de 7-10 anos e de 15-16 anos. Além disso, verificou-se um aumento estatisticamente significativo do cálculo nas raparigas.

Shapira L, Scklesinger M, Bimstein[52] (1997) investigaram os achados clínicos e a distribuição da periodontite pré-puberal numa família alargada com elevada prevalência desta entidade e concluíram que a coexistência de formas localizadas e generalizadas da doença em irmãos sugeria a mesma etiologia genética para ambas as entidades com variabilidade na expressão da doença. Esta variabilidade na expressão da doença foi apoiada pelo facto de dois gémeos idênticos não terem sido afectados de forma idêntica.

Albandar JM, Brown LJ, Loe H[53] **(1997)** estudaram os agentes patogénicos periodontais putativos na placa subgengival de adultos jovens com e sem periodontite de início precoce e concluíram que, nos grupos com periodontite de início precoce, havia percentagens mais elevadas de níveis detectáveis de *Porphyromonas gingivalis, Prevotella intermedia, Fusobacterium nucleatum, Campylobacter rectus e Treponema denticola.* Numa ordem decrescente de importância, *Porphyromonas gingivalis, Treponema denticola, Prevotella intermedia, Fusobacterium nucleatum* e *Campylobacter rectus* foram as percentagens dos microrganismos.

Dibart S, Chapple ILC, Skobe Z, Shusterman S, Nedleman HL[54] **(1998)** mostraram no seu relato de caso de um paciente do sexo masculino de 7 anos de idade com periodontite pré-puberal generalizada que havia colonização de periodontopatógenos putativos, tais como *Prevotella intermedia, Selenomonas noxia, Fusobacterium nucleatum e Actinobacillus actinomycetemcomitans.*

Sreedevi H, Munshi AK[55] **(1998)** correlacionou a relação entre o estado de saúde gengival e periodontal com o isolamento de Actinobacillus actinomycetemcomitans da placa subgengival em doentes com síndrome de Down e comparou-a com a atividade quimiotáctica dos neutrófilos em indivíduos normais no distrito de Mangalore, concluindo que existia uma forte associação entre a ocorrência de Actinobacillus actinomycetemcomitans, bem como diferenças significativas entre os doentes saudáveis e os doentes com síndrome de Down na atividade de defesa dos neutrófilos.

Kononen E, Kanervo A, Takala A, Asikainen S, Somer HJ[56] **(1999)** estudaram o estabelecimento de anaeróbios orais durante o primeiro ano de vida e concluíram que a presença de anaeróbios obrigatórios na boca de bebés, mesmo quando edêntulos, não era apenas um acontecimento ocasional e que a colonização de anaeróbios orais é um processo bastante seletivo, ou seja, diferentes espécies bacterianas parecem ter diferentes tempos propícios à sua colonização.

Armitage GC[57] (1999) apresentou uma nova classificação para doenças e condições periodontais que difere do sistema de classificação desenvolvido no workshop mundial de 1989 em periodontia clínica. Para além disso, é fornecida uma análise da fundamentação para cada uma das modificações e alterações.

Goel P, Sequeira P, Peter S [58] (2000) efectuou um inquérito a crianças de 5-6 e 12-13 anos de idade do município de Puttur, no Estado de Karnataka, na Índia, para avaliar a prevalência de cáries dentárias, má oclusão e cálculo dentário e concluiu que as cáries dentárias eram mais elevadas entre os indivíduos de 5-6 anos do que entre os de 12-13 anos. A prevalência da má oclusão e do cálculo dentário foi mais elevada entre os indivíduos com 12-13 anos de idade do que entre os indivíduos com 56 anos de idade.

Thomas S, Tandon S, Nair S [59] (2000) analisaram o efeito da educação para a saúde dentária no estado de saúde oral da população infantil rural, envolvendo grupos-alvo na Índia, e concluíram que a educação para a saúde dentária era necessária entre a população rural e que os professores podiam ser orientados de modo a aumentar o efeito das campanhas de educação para a saúde dentária nas crianças.

Meyle J, Gonzales JR[60] (2001) estudaram as influências das doenças sistémicas na periodontite em crianças e adolescentes e concluíram que as doenças sistémicas que afectam a resposta do hospedeiro, como a imunodeficiência primária ou defeitos secundários causados pela falta de nutrientes ou alterações nos tecidos locais, eram frequentemente acompanhadas por periodontite pré-púbere de início precoce. O tratamento local em combinação com antibióticos sistémicos pode, nas formas mais ligeiras, melhorar a situação, mas em muitos casos o sucesso foi questionável e ocorreu perda prematura de dentes.

Clerehugh V, Tugnait A[61] **(2001)** analisaram um artigo sobre o diagnóstico e a gestão das doenças periodontais em crianças e adolescentes, no qual se discutiu que a história do paciente, em conjunto com o exame, constitui a base para o diagnóstico da condição periodontal e deve envolver tanto a criança ou o adolescente como os pais ou tutores de menores. Uma história clínica completa foi importante para identificar crianças com lesões cardíacas ou doenças cardíacas congénitas, que as colocam em risco de endocardite infecciosa devido a bacteriemia criada por sondagem periodontal, destartarização, polimento, instrumentação subgengival e extracções. A consulta do pediatra ou do médico consultor da criança é essencial e a história clínica pode revelar certos factores de risco sistémicos para as doenças periodontais.

Oh TJ, Eber R, Wang HL[62] **(2002)** analisou a literatura atual relativa às doenças periodontais mais comuns que afectam as crianças: gengivite crónica (ou doenças gengivais induzidas pela placa dentária) e periodontite de início precoce (ou periodontite agressiva), incluindo a periodontite pré-púbere e juvenil. Além disso, foram abordadas as doenças sistémicas que afectam o periodonto e as lesões orais frequentemente encontradas em crianças pequenas. A prevalência, as caraterísticas de diagnóstico, a microbiologia, os factores relacionados com o hospedeiro e a gestão terapêutica de cada uma destas entidades patológicas foram discutidos em pormenor.

Sogi GM, Bhaskar DJ[63] **(2002)** determinaram a relação entre o estado de saúde oral e o estado socioeconómico na cidade de Davangere, Karnataka, Índia. Foi examinado um total de 2007 crianças de 13 a 14 anos de idade de ambos os sexos. Concluíram que a experiência de cárie dentária e o estado de higiene oral das crianças estavam fortemente correlacionados com o estatuto socioeconómico.

Mager DL, Ximenez-Fyvie LA, Haffajee AD, Socransky SS[64] **(2003)** examinaram as proporções de 40 espécies bacterianas em amostras de 8 superfícies de tecidos moles orais e saliva em indivíduos adultos sistemicamente saudáveis e compararam estas microbiotas com as da placa supra e subgengival. Concluíram que as proporções das espécies bacterianas diferiam acentuadamente nas diferentes superfícies intra-orais. A microbiota da saliva era mais semelhante à das superfícies dorsal e lateral da língua. A microbiota dos tecidos moles assemelhava-se mais do que a microbiota que colonizava os dentes, tanto acima como abaixo da margem gengival.

Craig RG, Yip JK, Mijares DQ, LeGeros RZ, Socransky SS, Haffajee AD[65] **(2003)** estudaram a progressão das doenças periodontais destrutivas em três populações urbanas minoritárias e o papel dos factores clínicos e demográficos e concluíram que as variáveis associadas à etnia/raça, tais como o estatuto profissional, eram em grande parte responsáveis pela disparidade observada na progressão da doença periodontal destrutiva nessas populações.

Christensen LB, Petersen PE, Bhambal A [66] **(2003)** avaliaram a prevalência de cáries dentárias, as condições periodontais e o nível de atitude, conhecimento e prática em relação à saúde oral e ao comportamento de saúde oral entre 599 crianças de 11 a 13 anos de idade em Bhopal, Índia. Verificaram que 15% das crianças tinham uma gengiva saudável e 91% das crianças rurais tinham uma pontuação máxima de CPI 2. Concluíram que era necessário implementar uma promoção da saúde oral orientada para a comunidade, a fim de aumentar o nível de conhecimentos e mudar as atitudes e práticas em relação à saúde oral das crianças.

Junior ABN, de Souza SLS, Junior MT, Grisi MFM, Suzigan LC, Tunes RS[67] **(2004)** relataram que os raspadores ultra-sônicos foram eficientes na redução do sangramento à sondagem, bem como da microflora subgengival, também proporcionada pela constante atividade de flushing durante a instrumentação, rompendo as paredes celulares bacterianas. Afirmaram ainda que a profilaxia ultra-sônica associada a instruções de higiene bucal foi um método rápido e barato de reverter a gengivite em adolescentes.

Prasad VN, Chawla HS, Goyal A, Gauba K, Singhi P [68] **(2004)** estudaram o papel do ácido fólico (5mg/dia) em combinação com medidas de higiene oral e medidas de higiene oral isoladas na prevenção do sobrecrescimento gengival induzido pela fenitoína num estudo de acompanhamento de um ano em sessenta crianças epilépticas de 8-13 anos de idade que recebem fenitoína e concluíram que o ácido fólico sistémico prescrito juntamente com a fenitoína atrasa o aparecimento e reduz a incidência e a gravidade do sobrecrescimento gengival induzido pela fenitoína, crianças epilépticas de 8-13 anos de idade a receber fenitoína e concluiu que o ácido fólico sistémico prescrito juntamente com a fenitoína atrasa o início e reduz a incidência e a gravidade do sobrecrescimento gengival induzido pela fenitoína.

Vandana KL, Penumatsa GS[69] **(2004)** realizaram um estudo sobre a avaliação comparativa de uma escova de dentes ultra-sónica e de uma escova de dentes manual relativamente ao estado de higiene oral e à eficácia na remoção de manchas e concluíram que a escova de dentes ultra-sónica era segura e eficaz na remoção da placa bacteriana, das manchas, na redução da inflamação gengival e da hemorragia gengival. A redução do índice de manchas, do índice de hemorragia e do índice gengival foi superior na escova de dentes ultra-sónica em comparação com a escova de dentes manual.

Ramires-Romito ACD, Oliveira LB, Romito GA, Mayer MPA, Rodrigues CRMD[70] **(2005)** concluíram que houve maior correlação entre os índices de placa e gengival no grupo das mães do que no grupo das crianças. Os índices de placa das crianças eram menores quando a higiene dos dentes era feita pelas mães. Os índices gengivais das crianças aumentavam com a idade e diminuíam quando escovavam os dentes com mais frequência, quando as mães tinham um emprego e quando as mães declaravam ter o hábito de usar fio dental todos os dias.

Socransky SS, Haffajee AD[4] **(2005)** analisaram a ecologia microbiana periodontal e concluíram que a boca não é estéril e que a cavidade oral é colonizada por microrganismos. A composição da microbiota leva a uma liberdade sustentada dos efeitos das infecções orais.

Mahesh KP, Joseph T, Varma RB, Jayanthi M[71] **(2005)** avaliaram o estado de saúde oral de crianças de 5 e 12 anos que frequentavam a escola na cidade de Chennai, Tamilnadu, Índia, e concluíram que a cárie dentária era a doença mais prevalente que afectava os dentes permanentes, mais do que os dentes primários e mais nas escolas públicas do que nas privadas, estando assim correlacionada com o estatuto socioeconómico. Concluíram também que a maior necessidade de educação para a saúde dentária era numa idade precoce, incluindo a instrução adequada de práticas de higiene oral e programas preventivos baseados na escola, o que ajudaria a melhorar o comportamento e a atitude dentários preventivos, que seriam benéficos para toda a vida.

Pandey SC, Pandey RK[72] **(2005)** estudaram o estado da higiene oral em doentes com fenda labial e palatina após correção cirúrgica e concluíram que as crianças deficientes eram incapazes de manter a sua higiene oral de forma adequada. Concluíram também que a higiene oral melhorou mais nos casos de fissura lábio-palatina mais antigos, após a reconstrução da abóbada palatina, da pré-maxila e do selamento labial anterior pelo método de enxerto ósseo secundário, quando comparada com os resultados dos índices de higiene oral nos casos de periosteoplastia primária. A correção cirúrgica da fenda lábio-palatina aumenta a capacidade de auto-limpeza e uma melhor adesão à manutenção da higiene oral nas crianças à medida que a idade avança.

Ketabi M, Tazhibi M, Mohebrasool S[73] **(2006)** mostraram que a elevada prevalência de gengivite observada em crianças na clínica da Faculdade de Medicina Dentária da Universidade Azad de Isfahan, no Irão, poderia ser minimizada ou evitada através de programas abrangentes de higiene oral educativos, preventivos e terapêuticos, se fossem conduzidos desde os primeiros anos escolares. Factores como a higiene oral, o sexo, a respiração bucal, o nível de educação da mãe e o rendimento familiar tiveram influência direta na saúde gengival das crianças.

Yee R, David J, Khadka R[74] **(2006)** avaliaram o asseio oral das crianças em idade escolar no distrito de Sunsari, no Nepal, e concluíram que o nível geral de asseio das crianças em idade escolar era bom. As crianças das escolas urbanas tiveram as pontuações mais baixas, seguidas pelas crianças das escolas das cidades rurais e depois das aldeias rurais. Quando as pontuações médias do OHI-S foram comparadas com as pontuações do CPOD, verificou-se uma relação inversa entre a limpeza oral e a cárie dentária.

Retna KN, Sheela S, Sarada PN[75] **(2006)** analisaram os conhecimentos e a atitude em matéria de saúde oral infantil entre os estudantes de medicina licenciados em Kerala e concluíram que os estudantes de medicina necessitam de formação adequada em saúde oral infantil na escola de medicina, no internato e em cursos de formação contínua. Deve ser incluído um módulo sobre saúde oral e cuidados dentários no currículo médico e todos os médicos recém-licenciados, médicos e pediatras devem ser actualizados sobre as informações actuais e as orientações relativas aos cuidados preventivos.

Shashikiran ND, Reddy VVS, Raju PK[76] **(2007)** estudaram o efeito da medicação anti-asmática na cárie dentária e na doença periodontal e concluíram que a medicação anti-asmática tem os seus efeitos na cárie dentária e na doença periodontal e que se recomenda aos doentes asmáticos que adoptem práticas de higiene oral mais cautelosas e que mantenham a sua atividade de cárie e a sua saúde periodontal sob controlo constante.

Nasim VS, Shetty YR, Hegde AM[77] **(2007)** analisaram o estado de saúde dentária em crianças com leucemia linfoblástica aguda do Centro Regional do Cancro, Kerala, e concluíram que a inflamação gengival moderada estava presente na maioria das amostras, independentemente do tratamento. Foi observada sensibilidade na articulação temporomandibular, mucosite oral e valores elevados de CPOD nas crianças que estavam a ser tratadas. A história de halitose antes do diagnóstico de LLA foi uma caraterística predominante num número significativo de crianças.

Jayaprakash K, Veeresha KL, Hiremath SS[78] (2007) realizaram um estudo de dois elixires bucais sobre a placa bacteriana e a gengivite em crianças em idade escolar, com idades compreendidas entre os 13 e os 16 anos, na cidade de Bangalore, Karnataka, Índia, e concluíram que uma combinação de limpeza mecânica e um programa de elixires bucais supervisionado era mais benéfica para o controlo da placa bacteriana do que a utilização do método mecânico isolado. O elixir bucal com fluoreto de clorexidina e sódio teve um efeito potencialmente significativo na redução da acumulação de placa bacteriana e da gengivite.

Grewal N, Kaur M[79] (2007) avaliaram o estado de sensibilização para a saúde oral nas crianças indianas em comparação com as crianças ocidentais e concluíram que o grupo indiano apresentava um baixo nível de sensibilização e prática em matéria de saúde oral em comparação com o grupo ocidental, embora ambos os grupos apresentassem hábitos alimentares comparáveis. As crianças ocidentais estavam mais sensibilizadas para as visitas regulares ao dentista porque estas eram iniciadas pelo dentista ou pelos pais, ao passo que nas crianças indianas não existia o esforço por parte dos pais.

Nakhjavani YB, Bayramy A[80] (2007) avaliaram o estado oral e dentário de doentes com insuficiência renal crónica (IRC) submetidos a hemodiálise em hospitais pediátricos em Teerão e concluíram que as crianças com IRC tinham uma baixa prevalência de cáries dentárias, embora nenhum dos diagnósticos clínicos revelasse a ausência de inflamação gengival. A duração da diálise e a anemia tiveram uma influência significativa na condição gengival e, em especial, a anemia conduziu a uma gengivite grave. As crianças com IRC necessitam de uma monitorização cuidadosa e todos estes doentes devem receber educação sobre higiene oral como prioridade máxima.

Dhar V, Jain A, van Dyke TE, Kohli A[81] (2007) efectuaram um estudo sobre a prevalência de doenças gengivais, má oclusão e fluorose em crianças em idade escolar das zonas rurais do distrito de Udaipur, Rajasthan, Índia. Realizaram o estudo entre 1.587 crianças de escolas públicas no grupo etário dos 5-14 anos para registar a prevalência de doenças gengivais, fluorose e má oclusão e gengivite em 84,37% das crianças, má oclusão em 36,42% e fluorose em 36,36%.

Yaghobee S, Paknejad M, Khorsand A[82] **(2008)** exploraram a potencial associação entre asma e doenças periodontais e concluíram que o índice de placa, o índice gengival, o índice de hemorragia papilar e o índice de doença periodontal eram mais elevados no grupo asmático do que no grupo não asmático.

Srikanth RK, Shashikiran ND, Subba Reddy VV[83] **(2008)** avaliaram o efeito do extrato de casca de cacau (CBHE) na acumulação de placa bacteriana e nas contagens de estreptococos mutans quando utilizado como elixir bucal por crianças. Concluíram que o enxaguamento com CBHE foi altamente eficaz na redução das contagens de *estreptococos mutans* e da acumulação de placa bacteriana quando utilizado como enxaguamento bucal por crianças.

Farsi N, Amoudi N A, Farsi J, Bokhary S, Sonbul H[84] **(2008)** efectuou um estudo para descrever a condição periodontal de crianças, adolescentes e jovens adultos sauditas e para investigar a sua relação com variáveis salivares e o estado de higiene oral e concluiu que a doença periodontal aumentava com a idade e estava fortemente relacionada com a taxa de fluxo salivar, o valor do pH e o nível de levedura, bem como com a acumulação de placa bacteriana.

Kumar S, Dagli RJ, Mathur A, Jain M, Duraiswamy P, Kulkarni S[85] **(2008)** examinaram os níveis de higiene oral e o estado periodontal num grupo de crianças e adultos com deficiência auditiva que frequentavam uma escola especial em Udaipur, na Índia, e concluíram que as crianças com deficiência auditiva têm uma higiene oral deficiente e níveis elevados de doença periodontal. Isto pode dever-se a uma falta de comunicação e, por conseguinte, deve ser adaptada uma educação para a saúde oral adequada às necessidades destes alunos, com o apoio dos seus professores e dos seus pais.

Silvestre FJ, Miralles L, Llambes F, Bautista D, Izquierdo ES, Mijares AH[86] **(2009)** estudaram a relação entre a diabetes mellitus tipo 1 e a doença periodontal e concluíram que os diabéticos apresentavam um índice de hemorragia mais elevado, bolsas periodontais mais profundas e mais perda de ligação periodontal do que os não diabéticos. Um controlo metabólico deficiente e a presença de complicações diabéticas foram associados a um índice de hemorragia e profundidade de bolsa mais elevados. Os pacientes com diabetes tipo 1 parecem apresentar uma maior suscetibilidade à doença periodontal, particularmente aqueles com um controlo metabólico mais fraco ou com complicações diabéticas.

Das UM, Beena JP, Azher U[87] (2009) analisaram o estado de saúde oral de crianças de 6 e 12 anos de idade que frequentavam a escola na cidade de Bangalore, Karnataka, Índia, e concluíram que o cálculo dentário foi encontrado em 0,93% das mulheres e 4,13% dos homens em indivíduos de 6 anos de idade e em 7,14% das mulheres e 9,71% dos homens em indivíduos de 12 anos de idade. Embora os indivíduos do sexo feminino com 12 anos de idade apresentassem uma menor prevalência de cálculo em comparação com os seus homólogos do sexo masculino, esta diferença não foi estatisticamente significativa.

Kumar S, Sharma J, Duraiswamy P, Kulkarni S[88] (2009) determinaram a higiene oral e o estado periodontal entre crianças e adolescentes com deficiência mental numa escola especial em Udaipur, na Índia, e concluíram que a higiene oral geral e o estado periodontal eram pobres.

Mukhopadhyay S[89] (2009) efectuou um estudo sobre a estimativa quantitativa das regiões organizadoras nucleares de coloide de prata (AgNORs) no crescimento gengival inflamatório em pacientes pediátricos até aos 14 anos de idade e a sua correlação com o estado da placa dentária. As regiões organizadoras nucleolares (NORs) estão situadas dentro do nucléolo de uma célula. As proteínas foram coradas seletivamente pela técnica do coloide de prata, conhecida como técnica AgNOR. Concluiu que as contagens de AgNOR não tinham significado diagnóstico e não podiam ser utilizadas para distinguir entre vários crescimentos gengivais.

Jain M, Mathur A, Sawla L, Choudhary G, Kabra K, Duraiswamy P, Kulkarni S[90] (2009) analisaram o estado de saúde oral de indivíduos com deficiência mental na Índia e concluíram que o estado de saúde oral da população com deficiência mental era mau e era influenciado pela etiologia da deficiência, pelo nível de Q.I. e pelo nível de educação dos pais.

Das UM, Singhal P[91] **(2009)** avaliaram a gestão da escovagem dos dentes e a capacidade das crianças em relação à idade e ao género e concluíram que era necessário dar instruções de escovagem dos dentes a crianças pequenas de acordo com as suas capacidades manuais. As instruções devem ser dadas de acordo com o grau de prontidão da criança para a escovagem dos dentes e o seu estado de desenvolvimento psicológico e devem incluir treino e reforço sistemáticos.

Kumar S, Sharma J, Duraiswamy P, Kulkarni S[92] **(2009)** determinaram a higiene oral e o estado periodontal entre crianças e adolescentes com deficiência mental que frequentavam uma escola especial em Udaipur, na Índia, e concluíram que a higiene oral e o estado periodontal eram deficientes e eram influenciados pelo diagnóstico médico, pelo nível de QI, pelo irmão deficiente, pelo nível de educação dos pais e pelo estatuto económico.

Bhayya DP, Shyagali TR, Mallikarjun K[93] **(2010)** determinaram a prevalência de doenças gengivais e periodontais em crianças de 10-12 anos de idade em idade escolar na cidade de Sholapur, Índia, e concluíram que a prevalência de doença gengival era de 81% e que os homens eram mais afectados do que as mulheres. A prevalência por idade mostrou que as crianças de 10 anos eram as mais afectadas pela gengivite.

Owino RO, Masiga MA, Nganga PM, Macigo FG[94] **(2010)** determinaram a prevalência de cáries dentárias e gengivite e as necessidades de tratamento dentário entre crianças de 12 anos de idade no município de Kitale, no noroeste do Quénia, e concluíram que a prevalência de cáries dentárias e gengivite era elevada, pelo que havia uma maior necessidade de restauração de uma superfície e de destartarização total da boca para estas crianças. Deve ser recomendado um programa de saúde oral baseado na escola para melhorar a higiene oral destas crianças.

Shetty V, Hegde AM, Bhandary S, Rai K [95] **(2010)** avaliaram o estado de saúde oral de crianças com deficiência visual no sul da Índia e concluíram que as crianças apresentavam níveis subóptimos de saúde oral, com a maioria das crianças a apresentar uma elevada prevalência de cáries e gengivite moderada a grave.

Harini PM, Anegundi RT[96] **(2010)** avaliaram clinicamente a eficácia de um probiótico e de bochechos com clorexidina na placa bacteriana e na acumulação gengival em crianças do grupo etário dos 6-8 anos, em Sattur, Dharwad, Índia, e concluíram que o bochechos com probiótico foi eficaz na redução da acumulação de placa bacteriana e da inflamação gengival.

Shenoy RP, Sequeira PS[97] **(2010)** determinaram a eficácia de um programa de educação dentária escolar na melhoria dos conhecimentos de saúde oral e das práticas e estado de higiene oral de crianças de 12 a 13 anos de idade em Mangalore, Karnataka, Índia, e concluíram que o programa de saúde dentária conduzido em intervalos de três semanas foi mais eficaz do que o conduzido em intervalos de seis semanas na melhoria dos conhecimentos de saúde oral, práticas, estado de higiene oral e saúde gengival de crianças em idade escolar.

Agarwal V, Khatri M, Singh G, Gupta G, Marya CM, Kumar V[98] **(2010)** estudaram a prevalência das doenças periodontais na Índia e referiram que as doenças periodontais são uma das doenças orais mais prevalentes, afectando mais de 50% da comunidade indiana. A periodontite crónica não tratada foi responsável pela perda de dentes na maioria dos casos. A presença constante de inflamação crónica e de mediadores inflamatórios provou também ser um fator de risco significativo de várias doenças sistémicas, por exemplo, bebés prematuros com baixo peso à nascença, doenças das artérias coronárias, diabetes mellitus, etc. Prevendo os efeitos negativos das doenças periodontais na saúde oral e geral, a prevenção destas doenças deve ser incluída no Programa Nacional de Saúde e deve ser realizado um Inquérito Nacional de Saúde Oral para obter dados significativos sobre diferentes doenças orais e planear medidas preventivas/curativas.

Wood N H, Blignaut E, Lemmer J, Meyerov R, Feller L[99] (2011) pesquisaram doenças periodontais necrosantes num distrito semirural da África do Sul e concluíram que a gengivite necrosante (NG) e a periodontite necrosante (NP) afectam mais frequentemente a gengiva mandibular anterior do que outros sextantes. Os sinais clínicos foram semelhantes em pacientes seropositivos e seronegativos para o VIH e não estavam relacionados com a contagem de células T CD4+, com a contagem de neutrófilos, com o género ou com a idade. A idade média dos doentes seronegativos para o VIH com NG/NP foi estatisticamente superior à dos doentes seropositivos para o VIH com NG/NP.

Agrawal A, Bhat N, Shetty S, Sharda A, Singh K, Chaudhary H[100] (2011) estudaram a higiene oral e o estado periodontal e analisaram a influência da idade, educação, institucionalização, tipo de visita e comportamento de saúde oral na higiene oral e no estado periodontal entre os detidos no centro de detenção juvenil na cidade de Udaipur, Rajastão, Índia. Confirmaram que os detidos no centro de detenção juvenil têm uma higiene oral deficiente e uma maior prevalência de doença periodontal em comparação com os de idades semelhantes na população em geral.

Avasthi K, Bansal K, Mittal M, Marwaha M[101] (2011) analisaram o estado de saúde oral de crianças com deficiências sensoriais em Deli e Gurgaon e concluíram que a prevalência de doenças dentárias, especialmente cáries dentárias e gengivite, era tão elevada como a observada nas crianças normais (60-70%) e que era necessário administrar um tratamento dentário adequado e profissional a estas crianças.

Acharya S, Goyal A, Utreja AK, Mohanty U[102] (2011) compararam a eficácia de três técnicas motivacionais diferentes para manter uma boa higiene oral durante o tratamento ortodôntico com aparelhos fixos e concluíram que a microscopia de contraste de fase, juntamente com o método convencional de revelação da placa bacteriana e a demonstração do método de escovagem por esfregaço horizontal, teve um efeito duradouro no doente. Isto reduz a necessidade de sessões de reforço frequentes dos programas de controlo da placa bacteriana, quando comparados com os testes motivacionais realizados na cadeira e com as medidas convencionais de controlo da placa bacteriana.

Chachra S, Dhawan P, Kaur T, Sharma AK[103] (2011) desenvolveram a forma mais eficaz e essencial de melhorar a educação sobre o estado da saúde oral e concluíram que a comunicação direta através do dentista provou ser a abordagem de comunicação mais eficaz em comparação com as outras abordagens de comunicação indireta.

Suvarna RM, Rai K, Hegde AM [104] (2011) avaliaram a saúde oral de crianças com idades compreendidas entre os 5 e os 16 anos com doença cardíaca congénita após tratamento preventivo e observaram que a saúde oral era precária entre estas crianças do grupo de estudo, em comparação com os controlos, o que indica uma falta de conhecimentos sólidos sobre a manutenção da higiene oral.

Gujjar KR, Khadija H, Suleiman MO, Amith HV[105] (2011) estudou o estado de saúde gengival de crianças de 2 a 15 anos de idade de Benghazi com Diabetes Mellitus Tipo I e observou que foram observados níveis mais elevados de placa dentária e pontuações gengivais nas crianças diabéticas quando comparadas com os controlos não diabéticos. Devem ser altamente recomendados cuidados adicionais para a prevenção da acumulação de placa bacteriana e da gengivite, particularmente nos jovens diabéticos.

Singh A, Bharathi MP, Sequeira P, Acharya S, Bhat M [106] (2011) estudaram o estado e as práticas de saúde oral de crianças de 5 e 12 anos de idade de escolas tribais e concluíram que essas crianças enfrentam um elevado consumo de açúcar, fluorose dentária, má higiene oral e doenças dentárias não tratadas e sublinharam a implementação de programas preventivos, incluindo a restrição de doces nas instalações da escola para as crianças tribais para uma boa saúde oral.

Asokan S, Kumar RS, Emmadi P, Raghuraman R, Sivakumar N[107] (2011) avaliaram o efeito do oil pulling com óleo de seasame na halitose e nos microrganismos que poderiam ser responsáveis por ela, bem como a eficácia do elixir bucal de clorexidina, e concluíram que a terapia de oil pulling tinha sido igualmente eficaz como a clorexidina na halitose e nos organismos associados à halitose.

Prashanth ST, Bhatnagar S, Das UM, Gopu H[108] (2011) avaliaram os conhecimentos sobre saúde oral, a prática, o estado de higiene oral e a prevalência de cáries dentárias entre crianças com deficiência visual em Bangalore, Karnataka, Índia, e concluíram que o estado de saúde oral não piorou muito na população estudada, mas um pouco mais de cuidado por parte dos pais ou do cuidador em relação à higiene oral poderia dar resultados drásticos na redução das cáries dentárias.

Hegde AM, Joshi S, Rai K, Shetty S [109] (2011) avaliaram o estado de higiene oral, as caraterísticas salivares e a experiência de cárie dentária em crianças com leucemia linfoblástica aguda e concluíram que o estado gengival e a experiência de cárie dentária estavam aumentados nas crianças leucémicas. A taxa de fluxo salivar, o pH salivar e os níveis de antioxidantes salivares totais estavam diminuídos nas crianças leucémicas quando comparados com o grupo de controlo.

Gontiya G, Bhatnagar S, Mohandas U, Galgali SR[110] (2011) efectuaram um procedimento de gengivectomia numa mulher de 13 anos e concluíram que o tratamento com laser resulta num inchaço pós-operatório mínimo ou nulo com menos desconforto, acrescentando ainda que pode ser considerado como uma nova alternativa a outras modalidades de tratamento bem estabelecidas em doentes pediátricos.

Kallar S, Pandit IK, Srivastava N, Gugnani N[111] (2011) compararam a eficácia de escovas manuais e eléctricas em condições supervisionadas e não supervisionadas e concluíram que ambas as escovas reduziram significativamente a acumulação de placa bacteriana, embora em graus diferentes. O grupo com escovas eléctricas apresentou uma redução significativamente maior da placa bacteriana do que o grupo com escovas manuais e eléctricas e o grupo supervisionado apresentou uma maior redução da placa bacteriana do que o grupo não supervisionado. O grau de eficácia das duas escovas na redução da placa bacteriana, por ordem decrescente, pode ser resumido da seguinte forma: escova eléctrica supervisionada > escova eléctrica não supervisionada > escova manual supervisionada > escova manual não supervisionada.

Chaudhry S, Khan AA, Butt AK, Idrees M, Izhar M, Iqbal HA [112] **(2011)** determinaram a relação entre a presença de Helicobacter pylori na placa dentária supra-gengival com os hábitos de higiene oral e o estado de saúde oral de pacientes que sofrem de dispepsia sintomática. Concluíram que a presença de Helicobacter pylori na placa dentária não estava associada nem à frequência de escovagem, nem à carga de placa, nem ao estado de saúde oral de indivíduos que sofriam de dispepsia sintomática.

Sridharan S, Ganiger K, Satyanarayana A, Rahul A, Shetty S [113] **(2011)** efectuou um estudo sobre o efeito do fumo ambiental do tabaco proveniente de pais fumadores na pigmentação gengival em crianças e jovens adultos no Instituto de Ciências Dentárias de Bangalore e no Centro de Investigação de Pós-graduação, Bangalore, Índia, e concluiu que os efeitos do fumo ambiental do tabaco foram observados na pigmentação da melanina gengival.

Singh A, Sequiera P, Acharya S, Bhat M[114] **(2011)** compararam e avaliaram o estado de saúde oral de crianças de 12 anos de idade de dois grupos socialmente desfavorecidos no distrito de Udupi, no sul da Índia, e concluíram que se registaram níveis mais elevados de experiência de cárie dentária e problemas gengivais nas crianças não tratadas.

Gupta G[115] **(2011)** comentou sobre os probióticos e a saúde periodontal e concluiu que a etiologia era claramente bacteriana e que vários agentes patogénicos bacterianos putativos tinham sido associados à doença, incluindo *Aggregatibacter actinomycetemcomitans, Tannerella forsythus* e *Porphyromonas gingivalis.* A tecnologia probiótica representa uma abordagem inovadora para a manutenção da saúde oral, utilizando bactérias benéficas naturais, normalmente encontradas em bocas saudáveis, para fornecer uma defesa natural contra as bactérias que se pensa serem prejudiciais para os dentes e gengivas. Ela esforça-se por introduzir os conceitos de probióticos na periodontia.

Sharma S, Yeluri R, Jain AA, Munshi AK[116] **(2012)** avaliaram o efeito da pega da escova de dentes na remoção da placa bacteriana durante a escovagem manual dos dentes em crianças no distrito de Mathura, Uttar Pradesh, e concluíram que a preferência pela pega é inerente à escovagem dos dentes e que a pega oblíqua distal era melhor do que a oblíqua na remoção da placa bacteriana.

Hegde AM, Kavita R, Sushma KS, Suchetha S[117] **(2012)** realizaram um estudo sobre os níveis de ácido siálico salivar e a saúde dentária em crianças com doença cardíaca congénita e concluíram que o pH salivar, a taxa de fluxo salivar, o estado da cárie dentária, a higiene oral e o estado gengival estavam significativamente comprometidos, com uma correlação positiva com os níveis de ácido siálico na saliva, o que conduzia a maiores necessidades de tratamento. Por conseguinte, a quantidade de ácido siálico na saliva poderia ser um índice útil para a gravidade da doença oral.

Nagarajappa R, Kenchappa M, Ramesh G, Nagarajappa S, Tak M[118] **(2012)** avaliaram o estado periodontal e as necessidades de tratamento entre crianças de 12 e 15 anos de idade em Udaipur, na Índia, e concluíram que as crianças de 15 anos de idade tinham pontuações mais elevadas de gengiva saudável em comparação com as de 12 anos de idade. Em ambos os grupos etários, verificou-se uma diferença entre os géneros, com as mulheres a apresentarem uma melhor saúde gengival do que os homens. Entre as escolas, as crianças das escolas privadas apresentavam um bom estado periodontal em comparação com as das escolas públicas.

Chauhan VS, Chauhan RS, Devkar N, Vibhute A, More S[119] **(2012)** analisou as doenças gengivais e periodontais em crianças e adolescentes e concluiu que as doenças periodontais estavam entre as doenças mais frequentes que afectam crianças e adolescentes. Estas incluem gengivite, periodontite agressiva localizada ou generalizada (periodontite de início precoce) e doenças periodontais associadas a distúrbios sistémicos. As doenças periodontais que afectam as crianças são a gengivite crónica (ou doenças gengivais induzidas pela placa dentária) e a periodontite agressiva.

Bolivar I, Whiteson K, Stadelmann B, Baratti-Mayer D, Gizard Y, Mombelli A, Pittet D, Schrenzel J [120] **(2012)** estudaram a diversidade bacteriana em amostras orais de crianças na Nigéria com noma agudo, gengivite necrosante aguda e controlos saudáveis e concluíram que a doença pode evoluir a partir de gengivite necrosante aguda em determinadas crianças por razões ainda por esclarecer. Os padrões microbiológicos orais foram associados ao noma e à gengivite necrosante aguda, mas não foram encontradas provas de um agente desencadeador de infeção específico

Priya H, Acharya S, Kumar M, Bhat M, Purohit B[121] **(2012)** avaliaram e compararam o estado de saúde oral e as necessidades de tratamento entre as crianças em idade pré-escolar que frequentavam o Centro Anganwadi com um programa de aprendizagem especial e o grupo de controlo em Udupi Taluk, localizado na parte sudoeste do distrito de Udupi, Karnataka, Índia, e concluiu que o grupo Anganwadi do programa de aprendizagem especial tinha um melhor estado de saúde oral e menos necessidades de tratamento do que o grupo Anganwadi de controlo e que havia um efeito benéfico da educação geral para a saúde na saúde oral.

Subramaniam P, Gupta M, Mehta A [122] **(2012)** avaliaram o estado de saúde oral em crianças com distúrbios renais na cidade de Jaipur, na Índia, e concluíram que a pontuação média do Índice de Higiene Oral-Simplificado (OHI-S) era fraca, mas não havia crescimento gengival excessivo. Concluíram também que era necessário que os dentistas pediátricos seguissem regimes preventivos de saúde oral adaptados a estes pacientes.

Ganesh M, Shah S, Parikh D, Choudhary P, Bhaskar V[123] **(2012)** avaliaram clinicamente e compararam a eficácia da escova de dentes musical "Brush

Buddies" e da escova de dentes Colgate Smile na redução da placa bacteriana e da gengivite e concluíram que ambas as escovas de dentes foram clinicamente eficazes na remoção da placa bacteriana e na melhoria da saúde gengival. A escova de dentes musical foi mais eficaz inicialmente, mas à medida que o período de tempo aumenta, ambas as escovas de dentes apresentaram resultados quase semelhantes.

Tak M, Nagarajappa R, Sharda A, Asawa K, Tak A, Jalihal S [124] **(2012)** avaliaram e compararam a higiene oral e o estado periodontal entre crianças com poliomielite com deficiência nos membros superiores, deficiência nos membros inferiores e deficiência nos membros superiores e inferiores na cidade de Udaipur, Rajastão, Índia, e concluíram que a higiene oral e o estado periodontal eram globalmente deficientes, tendo sido reconhecido que os membros envolvidos na deficiência tinham um impacto na higiene oral e na condição periodontal.

Dubey R, Jalili VP, Jain S, Dubey A [125] **(2012)** efectuou um estudo para avaliar a importância da bacteriemia transitória resultante da escovagem dos dentes em pacientes submetidos a diferentes procedimentos ortodônticos e observou que a bacteriemia transitória resultante da escovagem dos dentes em diferentes grupos de tratamento ortodôntico não era significativamente diferente da encontrada em indivíduos que não usavam aparelhos ortodônticos.

Kamath PK, Vidya M, Anand SP[126] **(2013)** analisaram a frequência e a distribuição de várias lesões biopsiadas da gengiva no estado de Karnataka, na Índia, e concluíram que as lesões não neoplásicas representavam 51%, enquanto as lesões neoplásicas e potencialmente malignas representavam 49% das lesões. A lesão não neoplásica mais comum foi o granuloma piogénico, a neoplasia benigna mais comum foi o fibroma e a lesão maligna mais comum foi o carcinoma de células escamosas.

Jain M, Bharadwaj SP, Kaira LS, Chopra D, Prabu D, Kulkarni S [127] **(2013)** pesquisou o estado de saúde oral e as necessidades de tratamento entre crianças e jovens adultos com deficiência auditiva e cegos institucionalizados em Udaipur,

Índia, e concluiu que havia falta de tratamento dentário para este grupo. O estado geral da saúde oral era pior nos deficientes auditivos do que nos cegos.

Ojahanon PI, Akionbare O, Umoh AO [128] **(2013)** realizaram um estudo sobre o estado de higiene oral de órfãos que vivem em instituições na cidade de Benin, na Nigéria, e concluíram que a maioria dos órfãos apresentava uma higiene oral razoável, o que indicava cuidados orais inadequados. A educação em matéria de saúde oral era deficiente e o acesso aos serviços era limitado, pelo que era necessário melhorar a situação da saúde oral destas crianças vulneráveis.

Renkema AM, Fudalej PS, Renkema A, Kiekens R, Katsaros C [129] **(2013)** estudaram a prevalência de recessões gengivais em pacientes antes, imediatamente após, e 2 e 5 anos após o tratamento ortodôntico e concluíram que a prevalência de recessões gengivais aumenta constantemente após o tratamento ortodôntico.

Shetty V, Hegde AM, Varghese E, Shetty V [130] **(2013)** avaliou o estado de saúde oral de crianças com deficiência visual no sul da Índia, para conceber e implementar um programa de educação para a saúde oral especialmente concebido para elas e para avaliar a sua eficácia na melhoria do seu estado de saúde oral. Concluíram que o programa de educação para a saúde oral especialmente formulado para as crianças com deficiência visual foi eficaz na melhoria significativa do seu estado de saúde oral.

D'Cruz AM, Aradhya S [131] **(2013)** avaliaram a eficácia de um programa de educação para a saúde oral nos conhecimentos e práticas de higiene oral, no controlo da placa bacteriana e na saúde gengival de alunos de 13 a 15 anos de idade na cidade de Bangalore, Karnataka, e concluíram que o envolvimento ativo dos alunos com o reforço da educação para a saúde oral pode melhorar os conhecimentos e práticas de higiene oral e a saúde gengival e diminuir os níveis de placa bacteriana.

Santhosh K, Jyothi T, Prabu D, Suhas K [132] **(2013)** analisou as variáveis socio-comportamentais que afectam a higiene oral e o estado periodontal de crianças com 12 anos de idade em idade escolar do distrito de Udaipur, Rajastão, Índia, e concluiu que o estado de higiene oral era mau, mais entre os rapazes, com os detritos a contribuírem em grande parte para o índice de higiene oral. O estado periodontal era mau, sendo a hemorragia o indicador mais prevalente

5. DIFERENÇAS ENTRE O PERIODONTO EM CRIANÇAS E ADULTOS

O periodonto é constituído pelos tecidos de revestimento e suporte do dente (gengiva, ligamento periodontal, cemento e osso alveolar).[133] Os componentes das estruturas gengival e periodontal são os mesmos na infância, adolescência e idade adulta. No entanto, as imagens clínicas e radiográficas da gengiva e do periodonto de crianças e adolescentes diferem das observadas em adultos devido às alterações significativas que ocorrem durante o período de crescimento.[134]

Caraterísticas do periodonto normal em crianças [134]

A mucosa oral é o revestimento que separa o interior da cavidade oral dos complexos órgãos subjacentes. Serve para proteger estes órgãos e para receber e transmitir os estímulos do meio ambiente.

Gengiva:

A gengiva é a parte da mucosa oral que cobre os processos alveolares e as porções cervicais dos dentes. A gengiva divide-se em três zonas: gengiva marginal, anexa e papilar.

Gengiva marginal ou livre: [134,135]

O sulco gengival e a margem gengival livre fazem parte da gengiva marginal. A profundidade do sulco gengival na dentição permanente é comparativamente menor do que a observada na dentição decídua. A margem gengival livre é mais espessa e arredondada em torno dos dentes decíduos, devido à proeminência da protuberância cervical e à junção cemento-esmalte apertada. No entanto, os dentes permanentes têm uma margem gengival livre com bordas de faca. A gengiva marginal à volta dos dentes decíduos é flácida e mostra uma maior retractibilidade ao exame clínico com uma seringa de ar.

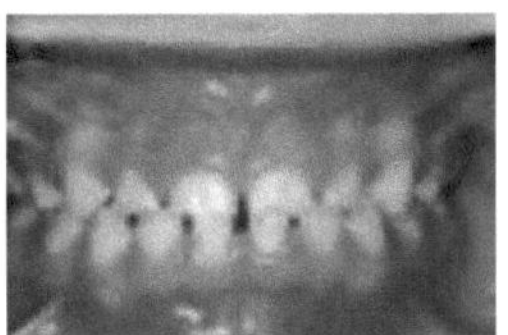

Fig. 1- Gengiva normal de uma criança de 3 anos

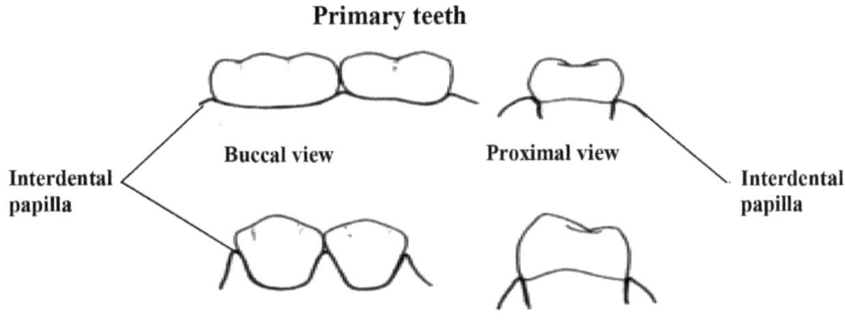

Fig. 2 - Morfologia da papila interdentária em dentes decíduos e permanentes

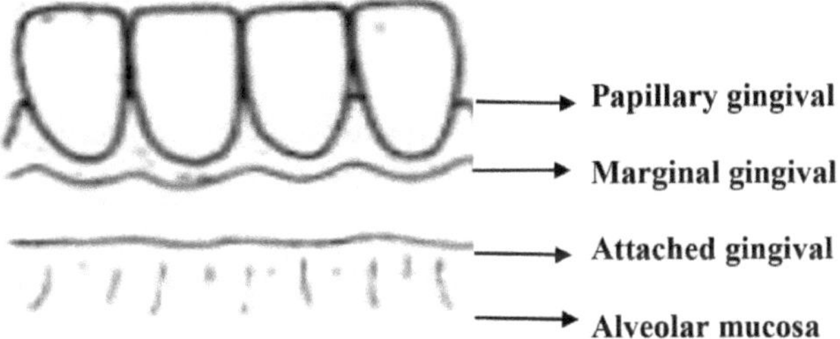

Fig. 3 - Zonas da gengiva

Gengiva aderente:[134,135]

A gengiva anexa é a porção da gengiva que liga a margem gengival livre à mucosa alveolar na junção mucogengival. Por outras palavras, a gengiva anexa é contínua com a gengiva marginal. Na dentição decídua, a gengiva anexa tem um epitélio menos queratinizado e maior vascularização. Por este motivo, parece menos densa e mais vermelha do que num adulto. Para além disto, existem duas caraterísticas únicas na gengiva anexa das crianças - a fenda interdentária e a papila retrocúspide. As fendas interdentárias são caraterísticas anatómicas normais encontradas na zona interradicular subjacente às áreas de sela. A papila retrocúspide é encontrada aproximadamente 1 mm abaixo do sulco gengival livre na gengiva anexa lingual ao canino mandibular. Ocorre em 85% das crianças e aparentemente diminui com a idade.

Gengiva papilar / Gengiva interdental: [133,134,135]

A porção de gengiva situada entre dois dentes, facial e lingualmente, é denominada gengiva papilar ou gengiva interdental. A zona situada por baixo da área de contacto interproximal e entre as papilas interdentais é conhecida como "colo interdental". Na dentição permanente, devido à sua localização, é a área mais vulnerável ao crescimento bacteriano e à invasão secundária dos tecidos. O fator responsável pela suscetibilidade da col interdental à invasão bacteriana é a sua falta de queratinização. Nos dentes decíduos, a presença de espaçamento interdentário generalizado resulta nas chamadas áreas de sela interdentária. A falta de contactos interproximais leva à fusão da papila de ambos os lados e à formação de áreas de sela interdentais. Estas áreas estão cobertas por um epitélio bem queratinizado que é menos vulnerável à infeção bacteriana e a processos inflamatórios. Esta pode ser a razão para a menor prevalência de lesões periodontais em crianças.

Mucosa alveolar[134]

O epitélio fino e a ausência de queratina tornam a mucosa alveolar mais vermelha do que a gengiva cor-de-rosa. Este tecido tem uma grande quantidade de fibras elásticas e é facilmente móvel. A sua largura aumenta com a idade e a erupção dos dentes.

Sulco gengival[134]

O sulco gengival é a fenda ou espaço pouco profundo à volta do dente, delimitado pela superfície do dente, de um lado, e pelo epitélio que reveste a margem livre da gengiva, do outro. A determinação clínica da profundidade do sulco gengival é um parâmetro de diagnóstico importante. A chamada profundidade de sondagem de um sulco gengival clinicamente normal em humanos é de 2 a 3 mm. A profundidade do sulco ao redor dos dentes decíduos é comparativamente maior do que a encontrada ao redor dos dentes permanentes. Os valores médios variam de 1,4 mm a 2,1 mm.

Fluido gengival (fluido sulcular)[134]

O sulco gengival contém um fluido que se infiltra a partir do tecido conjuntivo gengival através de uma fina parede sulcular. Acredita-se que o fluido gengival

(1) Limpa o material do sulco;

(2) Contêm proteínas plasmáticas que podem melhorar a adesão do epitélio ao dente

(3) Possuir propriedades antimicrobianas, e

(4) Exercem atividade de anticorpos em defesa da gengiva.

Correlação das caraterísticas clínicas e microscópicas normais[133,134,135]
Cor gengival:

A cor normal da gengiva em crianças tem sido descrita como rosa ou vermelha. Esta inconsistência tem sido atribuída a uma alteração normal da cor da gengiva com a idade. A cor da gengiva varia normalmente de acordo com o grau de vascularização, queratinização epitelial, pigmentação e espessura do epitélio. Com a idade, a quantidade de vasos sanguíneos diminui em relação à quantidade de tecido conjuntivo e a gengiva muda de vermelho para cor-de-rosa. **Contorno:**

O contorno ou a forma da gengiva varia consideravelmente e depende da forma dos dentes e do seu alinhamento na arcada, da localização e do tamanho da área de contacto proximal e das dimensões dos encaixes gengivais faciais e linguais.

Forma:

A forma da gengiva interdental é regida pelo contorno das superfícies dentárias proximais e pela localização e forma dos encaixes gengivais. A altura da gengiva interdentária varia com a localização do contacto proximal. A fissura interdental é uma caraterística comum na dentição primária.

Coerência:

Ao redor da dentição decídua, a gengiva marginal e a gengiva anexa em crianças são muito flácidas e retráteis. A diminuição da rigidez e o aumento da retractabilidade da gengiva marginal em torno dos dentes decíduos têm várias causas:

1. Composição do tecido conjuntivo imaturo: Os feixes de colagénio são menos diferenciados e mais hidratados; as suas cadeias polipeptídicas não estão tão fortemente ligadas entre si. Além disso, existe uma menor proporção de colagénio em relação à substância fundamental no tecido conjuntivo, tornando-o menos rígido.

2. Sistema de fibras gengivais imaturo: O sistema de fibras gengivais, particularmente as fibras circulares e as fibras dos grupos "A" e "B", estão incompletamente diferenciadas na sua disposição, levando a um estado menos organizado.

3) Aumento da vascularização: O aumento do fluxo durante este período dinâmico do metabolismo gengival promove a hidratação dos tecidos e a transferência de fluidos para o sulco.

Textura da superfície:

A gengiva apresenta uma superfície texturizada como a de uma casca de laranja e é referida como sendo pontilhada. O pontilhado é melhor visualizado secando a gengiva. A gengiva anexa é pontilhada; a gengiva marginal não é. A porção central das papilas interdentais é normalmente pontilhada, mas as bordas marginais são lisas. O padrão e a extensão do pontilhado variam de pessoa para pessoa e em diferentes áreas da mesma boca. O pontilhado tem sido descrito como "fino" ou "grosseiro", como variável entre indivíduos e idades, e como sendo mais fino nas mulheres do que nos homens.[135] O Stippling varia com a idade. Está ausente na infância, aparece em algumas crianças por volta dos 5 anos de idade, aumenta até à idade adulta e frequentemente começa a desaparecer na velhice.

Microscopicamente, o pontilhado é produzido por protuberâncias arredondadas alternadas e depressões na superfície gengival. A camada papilar do tecido conjuntivo projecta-se nas elevações, e tanto as áreas elevadas como as deprimidas são cobertas por epitélio escamoso estratificado. O grau de queratinização e a proeminência do pontilhado parecem estar relacionados. O pontilhado é uma forma de especialização adaptativa ou reforço da função.

É uma caraterística da gengiva saudável, e a redução ou perda do pontilhado é um sinal comum de doença gengival. Quando a gengiva recupera a sua saúde após o tratamento, o aspeto pontilhado regressa.

Posição:

A posição da gengiva refere-se ao nível a que a margem gengival está ligada ao dente. Quando o dente irrompe na cavidade oral, a margem e o sulco estão na ponta da coroa; à medida que a erupção progride, eles são vistos mais perto da raiz. Durante este processo de erupção, à medida que o epitélio juncional e o epitélio oral são reduzidos, o epitélio do esmalte sofre extensas alterações e remodelações, ao mesmo tempo que mantém a profundidade fisiológica rasa do sulco. Sem esta remodelação do epitélio, resultaria uma relação anatómica anormal entre a gengiva e o dente.

Inerente ao conceito está a distinção entre a coroa anatómica (a parte do dente coberta por esmalte) e a raiz anatómica (a parte do dente coberta por cemento) e a coroa clínica e a raiz clínica. A coroa clínica é a parte do dente que foi desnudada da sua gengiva e se projecta para a cavidade oral; a raiz clínica é a porção do dente que está coberta por tecido periodontal.

Ligamento periodontal:

O ligamento periodontal é a estrutura de tecido conjuntivo que rodeia a raiz e a liga ao osso. É contínuo com o tecido conjuntivo da gengiva e comunica com os espaços medulares através de canais vasculares no osso. O espaço do ligamento periodontal é mais largo e tem menos fibras nas crianças.

Cimento:

O cemento é o tecido mesenquimal calcificado que forma a cobertura externa da raiz anatómica.

Caraterísticas microscópicas normais

Existem duas formas principais de cemento radicular: acelular (primário) e celular (secundário). Ambas são constituídas por uma matriz interfibrilar calcificada e fibrilas de colagénio. O cemento primário é o primeiro a ser formado e cobre aproximadamente os dois terços cervicais da raiz; não contém células e é, por isso, referido como acelular. Este cemento forma-se antes de o dente atingir o plano oclusal. O cemento formado depois que o dente atinge o plano oclusal é mais irregular e geralmente contém células em espaços individuais (lacunas) que se comunicam entre si através de um sistema de canalículos anastomosantes. Esse cemento é chamado de cemento celular ou cemento secundário.

Osso alveolar/ Processo alveolar

O processo alveolar é o osso que forma e suporta as cavidades dentárias (alvéolos). Forma-se quando o dente erupciona para fornecer fixação óssea ao ligamento periodontal em formação; desaparece gradualmente quando o dente é perdido. O osso alveolar nas crianças tem menos trabéculas, espaços medulares maiores, menos calcificado com lâmina dura mais fina e membranas periodontais mais largas do que nos adultos. Na dentição decídua, a erupção dentária pode ocorrer a um ritmo mais rápido do que a deposição da crista óssea alveolar (ABC), aumentando a distância CEJ-ABC. A erupção leva o dente a uma altura definitiva da coroa acima da gengiva e do osso. A esfoliação dos dentes decíduos e/ou a erupção do dente permanente adjacente pode aumentar as distâncias CEJ-ABC.

Quadro 1: Resumo das diferenças entre o periodonto da dentição

decídua e da dentição permanente

	Dentes primários	Dentes permanentes
Gengiva marginal	*Sulco gengival* • Profundidade do sulco mais *Margem gengival livre* • Mais espesso e mais redondo • Flácido • Maior capacidade de retração	*Sulco gengival* • Profundidade do sulco inferior à *margem gengival livre* • Faca com fio • Não flácido • Diminuição da capacidade de retração
Gengiva aderente	• Epitélio menos queratinizado • Aumento da vascularização • Menos denso • Parece vermelho • Menos pontilhado visto • Fenda interdental • Papila retrocúspide	• Epitélio mais queratinizado • Diminuição da vascularização • Mais denso • Aparece menos avermelhado/escuro • Não há pontilhado presente • Ausência de fenda interdentária e papila retrocúspide
Gengiva papilar	Áreas de sela interdentais	Área interdentária
Ligamento periodontal	• Espaço mais amplo • Menos fibras	• Menos alargado • Mais fibras

	- Mais vascular	- Menos vacular
Mucosa alveolar	Mais vermelho	Menos vermelho/mais escuro
Osso alveolar	• Menos calcificado • Mais vascular • Menos trabéculas mas mais espessas • Espaços medulares maiores • Lâmina dura fina • Cristas interdentais planas	• Mais calcificado • Menos vascular • Mais trabéculas e trabéculas finas • Espaços mais estreitos na medula • Lâmina dura espessa • Cristas interdentais afiadas
Cimento	Fino	Grosso

6. Necessidade de classificação

A classificação das doenças é útil para distinguir as várias condições que afectam o periodonto e para facilitar o planeamento do tratamento. Em periodontia, têm sido utilizadas várias classificações, predominantemente baseadas em manifestações clínicas, incluindo a localização, o grau de alteração ou perda de tecido e a taxa de destruição. Devido à falta de conhecimento sobre a etiologia específica e os mecanismos patogénicos, têm sido utilizadas designações arbitrárias, tais como "idade" e formas separadas de doença "precoce" versus "adulta". Trabalhos mais recentes sugerem uma classificação baseada em critérios menos subjectivos. Além disso, apesar das diferenças microbiológicas e bioquímicas limitadas, a classificação das doenças periodontais facilitou as alternativas de tratamento e os resultados terapêuticos. Uma melhor compreensão da resposta do hospedeiro e da inflamação estimulada pela placa microbiana deverá aumentar a capacidade de distinguir as doenças periodontais de forma ainda mais clara.

A classificação mais amplamente aceite das doenças periodontais é a desenvolvida e apresentada no Workshop Internacional de 1999 para a Classificação das Doenças Periodontais[57] . Esta é a base para os clínicos diagnosticarem as lesões dos tecidos gengivais e periodontais e esclarecerem o estado da doença dos pacientes. A periodontite foi subdividida em três categorias: periodontite crónica, periodontite agressiva e periodontite como manifestação de doença sistémica. A gengivite tem agora as subcategorias de doença gengival induzida por placa bacteriana e doença gengival não induzida por placa bacteriana.

Evolução do sistema de classificação das doenças periodontais da Academia Americana de Periodontologia (AAP)

1) O Workshop Mundial de Periodontia Clínica de 1977[137]

I.   Periodontite juvenil

II.   Periodontite crónica marginal

2) <u>O Workshop Mundial de Periodontia Clínica de 1986</u>[137]

I.   Periodontite juvenil

A.   Pré-púbere

B.   Periodontite juvenil localizada

C.   Periodontite juvenil generalizada

II.   Periodontite do adulto

III.   Gengivo-Periodontite Ulcerativa Necrotizante

IV.   Periodontite refractária

3) <u>O Workshop Mundial de Periodontia Clínica de 1989</u>[62]

I.   Periodontite de início precoce

A.   Periodontite pré-púbere

1.   Localizado

2.   Generalizado

B.   Periodontite juvenil

1.   Localizado

2.   Generalizado

C.   Periodontite rapidamente progressiva

II.   Periodontite do adulto

III.   Periodontite ulcerativa necrosante

IV.   Periodontite refractária

V.   Periodontite associada a doença sistémica

4) <u>O Primeiro Workshop Europeu de Periodontologia de 1994</u>[57]

I.   Periodontite de início precoce

II. Periodontite do adulto

III. Periodontite necrotizante

5) <u>O Workshop Internacional de 1999 para uma Classificação das Doenças e Condições Periodontais por Armitage G.C.</u>[3]

I. Doenças gengivais

A. Doenças gengivais induzidas pela placa dentária*

1. Gengivite associada apenas à placa dentária

a. Sem outros factores contributivos locais

b. Com factores contributivos locais (ver VIII A)

2. Doenças gengivais modificadas por factores sistémicos

a. Associado ao sistema endócrino

1) Gengivite associada à puberdade

2) Gengivite associada ao ciclo menstrual

3) Associado à gravidez

a) Gengivite

b) Granuloma piogénico

4) Gengivite associada à diabetes mellitus

b. Associado a discrasias sanguíneas

1) Gengivite associada à leucemia

2) Outros

3. Doenças gengivais modificadas por medicamentos

a. Doenças gengivais influenciadas por medicamentos

1) Aumentos gengivais influenciados por medicamentos

2) Gengivite influenciada por medicamentos

a) Gengivite associada a contraceptivos orais

b) Outros

4. Doenças gengivais modificadas pela malnutrição

a. Gengivite por deficiência de ácido ascórbico

b. Outros

B. Lesões gengivais não induzidas por placa

1. Doenças gengivais de origem bacteriana específica

a. Lesões *associadas à Neisseria gonorrhea*

b. Lesões *associadas ao Treponema pallidum*

c. Lesões associadas a espécies de Streptococcus

d. Outros

2. Doenças gengivais de origem viral

a. Infecções pelo vírus do herpes

1) Gengivoestomatite herpética primária

2) Herpes oral recorrente

3) Infecções por varicela-zóster

b. Outros

3. Doenças gengivais de origem fúngica

a. Infecções *por espécies de Candida*

1) Candidose gengival generalizada

b. Eritema gengival linear

c. Histoplasmose

d. Outros

4. Lesões gengivais de origem genética

a.	Fibromatose gengival hereditária

b.	Outros

5.	Manifestações gengivais de doenças sistémicas

a.	Doenças mucocutâneas

1)	Líquen plano

2)	Penfigoide

3)	Pênfigo vulgar

4)	Eritema multiforme

5)	Lúpus eritematoso

6)	Induzido por drogas

7)	Outros

b.	Reacções alérgicas

1)	Materiais de restauração dentária

a) Mercúrio B) Níquel C) Acrílico D) Outros

2)	Reacções atribuíveis a

a)	Pastas de dentes/dentifrícios

b)	Bochechos/enxaguamentos bucais

c)	Aditivos para pastilhas elásticas

d)	Alimentos e aditivos

3)	Outros

6.	Lesões traumáticas (factícias, iatrogénicas, acidentais)

a.	Lesões químicas

b.	Danos físicos

c.	Lesões térmicas

7. Reacções de corpos estranhos

8. Não especificado de outra forma (NOS)

II. Periodontite crónica ↑

A. Localizado

B. Generalizado

III. Periodontite agressiva ↑

A. Localizado

B. Generalizado

IV. A periodontite como manifestação de doenças sistémicas

A. Associado a doenças hematológicas

1. Neutropenia adquirida

2. Leucemias

3. Outros

B. Associado a doenças genéticas

1. Neutropenia familiar e cíclica

2. Síndrome de Down

3. Síndrome de deficiência de adesão de leucócitos

4. Síndrome de Papillon-Lefèvre

5. Síndrome de Chediak-Higashi

6. Síndrome de histiocitose

7. Doença de armazenamento de glicogénio

8. Agranulocitose genética infantil

9. Síndrome de Cohen

10. Síndrome de Ehlers-Danlos (tipos IV e VIII)

11. Hipofosfatasia

12. Outros

C. Não especificado de outra forma (NOS)

V. Doenças Periodontais Necrotizantes

A. Gengivite ulcerosa necrosante (NUG)

B. Periodontite ulcerosa necrosante (NUP)

VI. Abcessos do periodonto

A. Abcesso gengival

B. Abcesso periodontal

C. Abcesso pericoronal

VII. Periodontite associada a lesões endodônticas

A. Lesões periodontais-endodônticas combinadas

VIII. Deformidades e condições de desenvolvimento ou adquiridas

A. Factores localizados relacionados com os dentes que modificam ou predispõem a doenças gengivais/periodontite induzidas pela placa bacteriana

1. Factores anatómicos do dente

2. Restaurações/aparelhos dentários

3. Fracturas radiculares

4. Reabsorção radicular cervical e lacerações cementárias

B. Deformações e problemas mucogengivais à volta dos dentes

1. Recessão gengival/tecido mole

a. Superfícies faciais ou linguais

b. Interproximal (papilar)

2. Falta de gengiva queratinizada

3.   Diminuição da profundidade vestibular

4.   Posição aberrante do frénulo/músculo

5.   Excesso gengival

a.   Pseudobolsa

b.   Margem gengival inconsistente

c.   Exposição gengival excessiva

d.   Aumento da gengiva

6.   Cor anormal

C.   Deformações e condições mucogengivais nas cristas edêntulas

1.   Deficiência de cumeeira vertical e/ou horizontal

2.   Falta de gengiva/tecido queratinizado

3.   Aumento do tecido gengival/mole

4.   Posição aberrante do frénulo/músculo

5.   Diminuição da profundidade vestibular

6.   Cor anormal

D.   Traumatismo oclusal

1.   Traumatismo oclusal primário

2.   Traumatismo oclusal secundário

*** Pode ocorrer num periodonto sem perda de inserção ou num periodonto com perda de inserção que não esteja a progredir.**

↑ Pode ainda ser classificado com base na extensão e gravidade. Como guia geral, a extensão pode ser caracterizada como Localizada = ≤30% dos locais envolvidos e Generalizada = >30% dos locais envolvidos. A gravidade pode ser caracterizada com base na quantidade de perda de inserção clínica (CAL) da seguinte forma: Ligeira = 1 ou 2 mm CAL, Moderada = 3 ou 4 mm CAL,

e Grave = ≥5 mm CAL.

6) <u>Classificação de 2003 da Academia Americana de Periodontologia para crianças</u>[134]

1.   Doenças gengivais induzidas pela placa dentária

A.   Gengivite associada apenas à placa dentária

B.   Doenças gengivais modificadas por factores sistémicos associados ao sistema endócrino

2.   Periodontite crónica incipiente (fase inicial)

3.   Periodontite agressiva (grave)

a.   Localizado

b.   Generalizado

4.   A peridontite como manifestação de doenças sistémicas/genéticas subjacentes

5.   Doença periodontal necrotizante

7. <u>INCIDÊNCIA</u>

A incidência, também designada por risco ou incidência cumulativa, é a percentagem média de pessoas não afectadas que desenvolverão a doença em causa durante um determinado período de tempo.[138] A incidência pode ser vista como o risco ou a probabilidade de uma pessoa se tornar um caso. É calculada dividindo o número de novos casos de doença pelo número de pessoas na população que estão em risco de contrair a doença.

<u>PREVALÊNCIA</u>

A prevalência é a proporção de pessoas de uma população que têm a doença em causa num determinado momento ou período de tempo.[139] É calculada dividindo o número de pessoas da população que têm a doença pelo número de pessoas da população. A informação sobre a prevalência pode ser útil para estimar a necessidade de recursos de cuidados de saúde. Por exemplo, os dados sobre a prevalência das doenças dentárias são utilizados para estimar o número de novos dentistas generalistas e especialistas que as escolas de medicina dentária devem formar.

<u>TENDÊNCIAS NACIONAIS:</u>

Os vários estudos nacionais relativos a doenças gengivais e periodontais em crianças estão resumidos na Tabela 2:

QUADRO 2

Ano	Autor e título do estudo	Idade (em anos)	Tamanho da amostra	Parâmetros clínicos	Resultados / Conclusões
2013	D'Cruz AM, Aradhya S[3] : Impacto da educação para a saúde oral nos conhecimentos e práticas de higiene oral, no controlo da placa	13 a 15 anos		• Índice de placa • Índice gengival	- Reduções nas pontuações médias do índice de placa e do índice gengival

Ano	Autor / Título	Idade	Amostra	Índice	Resultados
	bacteriana e na saúde gengival de alunos dos 13 aos 15 anos de idade na cidade de Bangalore.				
2013	Jain M et al[4] : Estado de saúde oral e necessidade de tratamento entre crianças e jovens adultos com deficiência auditiva e cegos institucionalizados em Udaipur, Índia - Um estudo comparativo	4 a 23 anos	498 pessoas com deficiência auditiva e cegas institucionalizadas	• IPC • Índice DMFT • pontuações dft	• A média do CPOD/ CPD foi maior entre os deficientes auditivos do que entre os cegos. • No total, 159 eram saudáveis do ponto de vista periodontal • Uma percentagem mais elevada de cegos do que de deficientes auditivos era periodontalmente saudável
2012	Nagarajappa R et al[5] : Avaliação do estado periodontal e das necessidades de tratamento entre estudantes de 12 e 15 anos crianças em Udaipur, Índia	12 e 15 anos	900 crianças em idade escolar	- CPITN	• 15 anos tinham pontuações mais elevadas em termos de saúde gengiva em comparação com os 12 anos de idade. • As mulheres tinham melhor saúde gengival do que os homens em ambos os grupos etários. - As crianças das escolas privadas

2012					tinham um bom estado periodontal em comparação com as das escolas públicas.
2012	Tak M et al[6] : Avaliação comparativa da higiene oral e do estado periodontal em crianças com poliomielite na cidade de Udaipur, Rajasthan, Índia	12-15 anos	344 Poliomielite em crianças	- Índice OHI-S - Índice CPITN	• Má higiene oral geral e estado periodontal • Os membros envolvidos na deficiência tiveram um impacto na higiene oral e na condição periodontal
2012	7 17 Subramaniam P et al : Estado de saúde oral em crianças com problemas renais.	4-14 anos	36 crianças	• Exame clínico segundo as normas da OMS • Índice OHI-S	• A pontuação OHI-S foi de 1,56. • Os defeitos do esmalte foram observados em 58,3% das crianças
2012	Priya H et al[8] : Estado da saúde oral e necessidade de tratamento entre as crianças em idade pré-escolar que frequentam os centros Anganwadi - um estudo comparativo	3 a 5 anos	530 Crianças		- O grupo do programa especial de aprendizagem Anganwadi (SLP) tinha um melhor estado de saúde oral e menos necessidade de tratamento do que o grupo de controlo
					Grupo Anganwadi. • A pontuação média do índice gengival foi menor no grupo SLP do

					que no grupo de controlo
					• A pontuação média do dmft no SLP foi inferior a
					• A prevalência de cárie dentária foi de 48,8% no grupo SLP e de 50,2% no grupo de controlo.
2012	Hattab FN[9] : Condição periodontal e alterações orofaciais em pacientes com talassemia major: uma visão clínica e radiográfica	5,5 a 18,3 anos	54 pacientes	- Exames clínicos e radiográficos	• Má higiene oral e gengivite • . Mais de metade dos doentes apresentavam bossas frontais, nariz em sela e, em menor grau protrusão maxilar • Descoloração dentária e palidez da mucosa oral presentes em 44,4% e 38,9%
					• A dor de dentes/mandíbula está presente em 40% e a cefaleia em 29,6%. • Aumento do overjet presente em 25,9%. • A maioria dos pacientes apresentava osso

					frontal espessado (66,7%) e borda inferior da mandíbula afilada (64,6%). • Foram observados espaços dipólicos alargados e raízes pontiagudas num terço dos doentes. • O comprimento e a largura do Theramus eram significativamente mais pequenos
2011	Avasthi K et al[10] : Estado de saúde oral das crianças com deficiências sensoriais em Deli e Gurgaon	5-16 anos	614 crianças	- Índice DMFT • def índice • Índice gengival	• A prevalência de cáries dentárias foi maior nas crianças surdas/mudas do que nas cegas • A prevalência de gengivite foi de
					mais nos cegos do que nos surdos/mudos, • A prevalência de má oclusão foi maior nos surdos/mudos do que nos cegos • A prevalência de traumatismos era quase o dobro nos cegos em comparação com os

2011					surdos
2011	Singha A et al[11] : Oral Health Status of Two 12 year old Socially Disadvantaged Groupsin South India (Estado de saúde oral de dois grupos socialmente desfavorecidos de 12 anos no Sul da Índia): Um estudo comparativo	12 anos	667 crianças (327 crianças nas escolas Ashrama 340 crianças de outras escolas públicas)	• Índice de fluorose dentária • Índice IPC • Índice DMFT • Índice de Estética Dentária (DAI)	• Níveis mais elevados de experiência de cárie dentária nas escolas Ashrama • Foi detectada fluorose dentária em crianças das escolas Ashrama • O cálculo foi diagnosticado em 260
2011	Hegde AM et al[12] : Avaliação do estado de higiene oral, caraterísticas salivares e experiência de cárie dentária em doentes com doença linfoblástica aguda	4-10 anos	120 crianças	• OHI - Índice S • Índice gengival • DMFT/ índice dmft	- Deterioração do estado de saúde oral, do estado gengival e aumento da experiência de cárie dentária em crianças leucémicas.
	crianças leucémicas (ALL).				
2011	Prashanth ST et al[13] : Conhecimentos sobre saúde oral, práticas, estado de higiene oral e prevalência de cáries dentárias entre crianças com deficiência visual em Bangalore	8 a 13 anos	85 crianças	- Índice DMF • def índice • OHI - Índice S	• Agravamento ligeiro do estado de saúde oral • Pequenos cuidados adicionais por parte dos pais ou encarregados de educação relativamente à higiene oral podem contribuir para a redução da cárie dentária.

2011	Singh A et al[1] 4: Oral healthstatus and practices of 5 and 12 year old Indian tribal children	5 anos 12 anos Crianças de escolas tribais	418 - crianças de 5 anos 327 - crianças de 12 anos	- Inde de Dean -x - IPC	• Fluorose dentária • Higiene oral deficiente
2011	Agrawala A et al[15] : Higiene oral e estado periodontal entre os detidos num centro de detenção juvenil, Índia	6 a 18 anos	223 temas	- OHIS - S - IPC	• Higiene oral deficiente • Aumento da prevalência da doença periodontal
2011	Suvarna RM et al[16] : Saúde oral de crianças com doença cardíaca congénita após tratamento preventivo	5 - 16 anos	74 crianças	- OHI-S - Gengival em dex	. - Saúde bucal deficiente
2011	Hugar SM et al[17] : Um visão geral das doenças gengivais e periodontais nos 12 - 15 anos utilizando o índice de prevalência local da gengivite e da periodontite (OMS 1978)	12 - 15 anos	500 temas	- Gengivite e periodontit é o índice de prevalência do local	- Gengival e as doenças periodontais eram mais frequentes nos homens do que nas mulheres - Aumenta com a idade - As bolsas periodontais foram as menos comuns - Idade, nível socioeconómico estado, escovagem os hábitos de escovagem não afectaram a prevalência da gengivite e das doenças

					periodontais
2011	Singh A et al[18] : Estado de saúde oral de crianças aborígenes de 5 anos de idade em comparação com um grupo marginalizado de idade semelhante no sudoeste da Índia.	Crianças de 5 anos	428	• OHI - S • Índice de fluorose de Dean • índice dmft	• Mau estado de saúde oral • A fluorose dentária estava presente • Cáries dentárias elevadas
2011	Singh M et al[19] : Prevalência de doenças dentárias em crianças de 5 a 14 anos de idade em zonas rurais do distrito de Barabanki, Uttar Pradesh, Índia	8-10 anos 11-14 anos	836	• Índice gengival • Exame clínico segundo as normas da OMS	• A prevalência de gengivite foi de 78,35% • A prevalência de má oclusão foi de 34,09% • Prevalência de fluorose foram 33,37%
2010	Shetty V et al[20] : Estado de saúde oral das crianças com deficiência visual - Um estudo do sul da Índia			- Exame clínico segundo as normas da OMS	• Elevada prevalência de cáries • Gengivite moderada a grave
2010	Shenoy RP et al[21] : Eficácia de um programa de educação dentária escolar na melhoria dos conhecimentos em matéria de saúde oral e das práticas de higiene oral e estado dos alunos de 12 a 13 anos de idade	Alunos de 12 a 13 anos	415 crianças	- Índice de placa - Índice gengival	- 20% das crianças sangram das gengivas durante a escovagem
2010	Bhayya DP et al[22] : Estudo do estado de higiene oral e da prevalência de doenças	10 - 12 anos	1045 crianças (560 rapazes e 485 raparigas)	• OHI - S • Índice gengival	• A prevalência de gengivite foi maior nos rapazes do que

Ano	Estudo	Idade	Amostra	Índices	Resultados
	gengivais em crianças de 10 a 12 anos de idade em Maharashtra, Índia			• Índice periodontal de Russell	nas raparigas • 10 anos - mais afetado pela gengivite • Higiene oral razoável em todo o grupo
2009	Das UM et al[23] : Estado de saúde oral das crianças de 6 e 12 anos que frequentam a escola em Bangalore	6 e 12 anos	430 indivíduos (229 - 6 anos de idade 201 - 12 anos de idade)	• Índice CPITN • Maloclusão segundo os critérios da OMS • Cáries por dentição	- Diferença altamente significativa com a respectiva doença periodontal e má oclusão entre os dois grupos etários
				estado e necessidade de tratamento	- Nenhuma diferença significativa para a cárie dentária
2009	Kumar S et al[24] : Determinantes da higiene oral e do estado periodontal em crianças e adolescentes com perturbações mentais	8 - 19 anos	171 indivíduos com atraso mental	- OHI - S - CPITN - DMFT	- O estado de saúde oral da população com deficiência mental era mau e influenciado pela causa da deficiência, pelo nível de QI e pela educação dos pais
2008	Kumar S et al[25] : Estado da higiene oral em relação a factores sócio-demográficos de crianças e adultos com deficiência auditiva que frequentam uma escola especial	5 a 23 anos	162 estudantes	- OHI - Índice S	- As crianças e adolescentes com deficiência auditiva tinham uma higiene oral mais pobre
2007	Dhar V et al[26] :		1587 crianças que	- Índice	• A gengivite foi

	Prevalência de doenças gengivais, má oclusão e fluorose em crianças em idade escolar das zonas rurais do distrito de Udaipur.		frequentam a escola pública	gengival - Índice de fluorose de Dean	detectada em 84,37% • Má oclusão em 36,42% • Fluorose em 36,36%
2007	Nasim VS et al[27] : Estado de saúde dentária em crianças com doença linfoblástica aguda		104 crianças	- Questionário - Exame clínico	- Inflamação gengival moderada, independentemente do tratamento
	leucemia			- DMFT	• Articulação da MT dorida e mucosite oral • CPOD elevado e história de halitose
2007	Shashi Kiran ND et al[28]: Efeito da medicação para a asma nas doenças dentárias	6 - 14 anos	105 crianças	- Índice de placa - Índice gengival	• A medicação anti-astamática tem o seu efeito nas doenças periodontais e nas cáries dentárias • Deveria tomar mais precauções em matéria de higiene oral
2007	,29 Jayaprakash K et al : Um estudo comparativo de dois elixires bucais sobre a placa bacteriana e a gengivite em crianças em idade escolar, no grupo etário dos 13 aos 16 anos, na cidade de Bangalore	13 - 16 anos			- O elixir bucal com fluoreto de sódio e clorexidina possui potencialmente um efeito significativo na redução da acumulação de placa bacteriana e da gengivite
2005	Mahesh Kumar P et al[30] : Estado de saúde oral das	5 anos	1200 crianças em	- Exame clínico segundo as	• 5 anos

	crianças de 5 e 12 anos que frequentam a escola na cidade de Chennai - Um estudo epidemiológico	12 anos	idade escolar	normas da OMS	apresentaram melhor higiene oral do que 12 anos • Aos 12 anos, a hemorragia gengival estava presente
2005	Bhowate R et al[31] : Alterações dentofaciais e estado de saúde oral em crianças com deficiência mental	10-14 anos	69 pessoas com deficiência mental	• OHI - Índice S • Índice DMFT	• 39 (60%) tinham um nível de higiene razoável • 37 (56,00%) dos indivíduos foram afectados por cáries dentárias
2005	Pandey SC et al[32] : O estado da higiene oral em pacientes com fenda labial e palatina após correção cirúrgica	< 6 anos de idade > 6 anos	50 temas	- OHI - Índice S	- A higiene oral melhora mais nos casos mais antigos de fissura lábio-palatina
2003	Christensen LB et al[33] : Comportamento em matéria de saúde oral entre os jovens dos 11 aos 13 anos em Bhopal	11 - 13 anos	599 crianças	• Exame clínico segundo as normas da OMS • DMFT • CPITN	- A experiência de cárie foi 2,5 vezes mais elevada entre as crianças dos bairros degradados do que entre as crianças das zonas rurais
2002	Sogi GM et al[3] 4: Cárie dentária e estado de higiene oral das crianças em idade escolar em Davangere em relação ao seu nível socioeconómico classificação económica	13 - 14 anos	2001 crianças	- Índice de cárie DMFT - OHI - S	- A cárie dentária e a experiência de higiene oral das crianças estão fortemente correlacionadas com o estatuto socioeconómico

2000	Goel P et al[35] : Prevalência de doenças dentárias entre 5 - 6 e 12 - 13 anos de idade	5 - 6 anos e 12 - 13 anos	200 (para cada grupo	- Cálculo - Malocclusi em - DMFT	- A cárie dentária foi maior nos 5-6 anos do que nos 12-13 anos de idade
	crianças em idade escolar em Puttur, Karnataka				- Má oclusão e cálculo significativamente mais elevados nos 12 - 13 anos
2000	Thomas S et al[36] : Efeito da educação para a saúde dentária no estado de saúde oral de uma população infantil rural		430 crianças, 7 professores e 100 pais divididos em três grupos - Crianças sozinhas - Crianças e professor - Crianças e pais		- A pontuação da saúde dentária melhorou mais no grupo de crianças que envolveu os professores
1998	Paul T et al[37] : Estado de saúde oral e dentária das crianças com fendas labiais e/ou palatinas	3 - 18 anos	114 crianças	• DI - S • Índice de sangramento gengival • Índice DMFS/dmf s	• Índice médio simplificado de detritos - 0,9 • Índice de sangramento gengival - 0,4 • Média de dmfs - 23 • DMFS médio - 0,9
1997	Alexandre S et al[38] : Prevalência de má oclusão e estado periodontal em escolares tibetanos	7 - 17 anos	817 crianças tibetanas	- Hemorragia - Cálculo - Malocclusi em	- A má oclusão era mais frequente nas raparigas - Aumento significativo da hemorragia
	filhos de Mysore				entre os 8 - 13 anos e os 17 anos, as raparigas do que os

				rapazes - O cálculo era mais frequente nas raparigas
1996 Subrata S, Subrata S[39] : Prevalência e gravidade da cárie dentária e estado de higiene oral nas zonas rurais e urbanas de Calcutá.	6 a 14 anos	9600 crianças	DMFT/ dmft OHI - S	• A cárie dentária era mais elevada nas zonas urbanas • Os níveis de higiene oral eram mais baixos nas zonas rurais. • A taxa de cáries dentárias aumenta com a idade.
1995 Bhavsar JP et al[40] : Cárie dentária e higiene oral entre crianças deficientes de 12-14 anos de Bombay	12 -14 anos	593 crianças	- CPITN - Índice DMF	• As cáries dentárias são mais frequentes no grupo dos paralisados • A hemorragia gengival e o cálculo são mais frequentes em ambos os grupos do que em crianças saudáveis
1994 Bhowate RR et al[41] : Saúde dentária entre crianças de 11 a 15 anos em Sevagram, Maharashtra	11 - 15 anos	802 crianças	- OHI - Índice DMFT	- A prevalência de gengivite e cárie aumentou com o aumento da idade
1993 Rao SP et al[42] : Cárie dentária e doenças periodontais em crianças de escolas urbanas, rurais e tribais		778 crianças a estudar em 2 zonas urbanas, 4 rurais e 2 tribais	- Hemorragia - Cálculo - Índice DMFT	- As doenças periodontais são mais frequentes nas crianças das zonas rurais - A cárie dentária foi

					mais frequente em
			escola privada		crianças urbanas - As manchas eram mais frequentes nas tribais, mas, de um modo geral, a saúde dentária era melhor do que a dos outros
1991	Vyas HA e Damle SG[43] : Estudo comparativo do estado de saúde oral de crianças mentalmente subnormais, fisicamente deficientes, delinquentes juvenis e normais de Bombaim	11 - 14 anos	• 94 mentalmente subnorma l • 92 deficientes físicos ped • 74 delinquentes juvenis - 206 crianças normais		- A prevalência de cáries dentárias foi mais elevada nas crianças normais, seguida dos delinquentes juvenis, dos deficientes físicos e dos subnormais mentais
1989	McL. Robertson JA et al[44] : Um estudo dentário das crianças tibetanas em Dharamsala	6, 12 e 15 anos	243 crianças tibetanas no Nordeste da Índia		• Existência de placa e cálculo • Gengivite e doenças periodontais pouco intensas • As cáries dentárias eram mais frequentes nos dentes decíduos do que nos permanentes

8. ETIOLOGIA DA GENGIVITE E DA PERIODONTITE

IRRITANTES LOCAIS

Embora os factores sistémicos e a saúde geral modifiquem profundamente a reação dos tecidos à irritação local, a gengivite em todos os grupos etários é causada principalmente por condições locais. A gengiva e a membrana mucosa da boca estão constantemente a sofrer traumas físicos. A irritação mecânica é recebida durante a mastigação dos alimentos e o movimento da língua, dos lábios e das bochechas; e da humidificação alternada pela saliva e secagem ao ar. A irritação química ocorre devido aos condimentos e à acidez e alcalinidade dos alimentos e a irritação bacteriana surge dos produtos fabricados pela elevada concentração de bactérias em massas infectadas que se acumulam à volta dos dentes.

PROPRIEDADES FÍSICAS DOS ALIMENTOS[133]

A gengiva é esfregada e mantida livre de resíduos pela mastigação dos alimentos, que passam pela papila e pela margem em cada movimento de mastigação. Os tecidos de uma criança estão perfeitamente adaptados a esta pesada função pela sua posição, contorno e estrutura. A aderência de detritos sobre os dentes é a causa mais comum. Os factores que contribuem para isso são numerosos e incluem as propriedades físicas dos alimentos, a eficácia da oclusão dos dentes, o vigor da mastigação e o fluxo de saliva.

Quando se examinam grupos de crianças, encontram-se algumas bocas notavelmente limpas logo após o fim da refeição, enquanto noutras permanecem placas volumosas e detritos sobre os dentes. Esta constatação está associada à alimentação e, muitas vezes, não se deve a uma diferença na prática da higiene oral. A preparação dos alimentos é mais importante do que a natureza dos alimentos. O tipo de alimento que deixa mais resíduos sobre os dentes é uma mistura macia, pastosa e semi-líquida que requer uma quantidade mínima de mastigação. Incluem-se neste grupo os alimentos ricos em amido refinado, estaladiços ou mesmo duros, que se tornam uma massa extremamente pegajosa na boca quando se misturam com a saliva. Tais alimentos são impossíveis de mastigar vigorosamente, mas convidam a boca até serem amolecidos pela saliva ou por alimentos líquidos. De seguida, a massa pastosa é engolida, deixando grande parte dela sobre os dentes, no sulco bucal ou mesmo num palato alto e abobadado. Algumas crianças sobrealimentadas, forçadas por pais ansiosos a ingerir mais do que desejam, estacionam os alimentos não desejados no sulco bucal ou no palato.

Embora nas bocas pouco higiénicas ocorram numerosas áreas de estagnação, poucas se tornam o local de cárie dentária todos os anos; mas em todas as áreas onde a placa se acumula adjacente à gengiva, a gengiva apresenta algum grau de inflamação. Um tipo de alimento que limpa os dentes e a boca de forma mais eficaz são os alimentos fibrosos que exigem mastigação, como carne não moída, peixe, legumes e frutas frescos e crus. Estes alimentos não devem ser seguidos de misturas pegajosas.

<u>HIGIENE ORAL</u>[133]

As crianças raramente limpam os seus dentes sozinhas. A higiene oral tem de ser estimulada, supervisionada e o resultado final examinado, para que seja eficaz. Não é fácil limpar os dentes. As massas bacterianas aderentes, particularmente pegajosas, nas zonas menos acessíveis são difíceis de remover. Uma escovagem áspera e vigorosa magoa as gengivas e a criança recusa-se a continuar. Os movimentos suaves da escova de dentes podem ser ineficazes, uma vez que consomem muito tempo e põem em causa a paciência da criança.

A limpeza conscienciosa dos dentes pode não ser completamente eficaz na remoção de todo o material nocivo. A demonstração de tal ineficácia pode desmotivar a criança e resultar numa menor cooperação e interesse. É difícil para a criança compreender para que serve a limpeza dos dentes, uma vez que estes parecem limpos. A utilização de enxaguamentos e pastilhas reveladoras para manchar os detritos é útil na medida em que o material aderente se torna visível;

assim, a escovagem dos dentes pode ser continuada até que a mancha inestética seja removida.

Não há dúvida de que um regime de higiene oral melhora a saúde gengival, mas a higiene oral supervisionada tem de ser efectuada para que a limpeza seja eficaz e essa eficácia só dura enquanto a supervisão for mantida. A pouca melhoria da saúde gengival mantém-se seis ou mesmo três meses após o fim do programa de saúde dentária, uma vez que as crianças voltam aos hábitos anteriores.

IMPACTAÇÃO ALIMENTAR[133]

Os dentes em boa oclusão são autolimpantes, enquanto que os dentes apinhados ou inclinados se tornam o local de impactação de alimentos e formação de placa bacteriana. A gengivite é tão comum nestes dentes que o mau alinhamento dos dentes e o contorno gengival incorreto devem ser considerados mais importantes do que a natureza física dos alimentos ingeridos. Os espaços entre os dentes não se tornam locais de impactação de alimentos, a menos que a crista da papila esteja longe das superfícies oclusais ou cortantes dos dentes e as superfícies dentárias aproximadas sejam planas e sem caraterísticas. Ambas as condições são comuns em adultos, mas os dentes decíduos espaçados são limpos pela mastigação de alimentos, pois suas superfícies interproximais são bulbosas e as cristas das papilas quase alcançam o plano oclusal.

A impactação interproximal de alimentos também depende da forma da superfície oclusal do dente. Quando a crista marginal está presente e é pronunciada e os pontos de contacto ou protuberâncias do dente são altos, os alimentos não se alojam, e se algumas fibras ou porções de vegetais folhosos ficarem impactadas entre os dentes e permanecerem após o fim da refeição, rapidamente se desalojam. No entanto, quando a crista marginal e as superfícies interproximais dos dentes estão destruídas e não foram substituídas por restaurações com contornos corretos, ou quando as cristas marginais dos dois dentes adjacentes se encontram em níveis oclusais diferentes, os alimentos ficam cada vez mais impactados entre os dentes, até que os tecidos moles são afastados e o osso alveolar é absorvido. A substituição da estrutura dentária perdida e o contorno correto das restaurações é, portanto, uma necessidade importante do tratamento periodontal.

A cúspide oposta de um dente numa área de impactação alimentar é frequentemente culpada pela condição. As cúspides que deveriam articular-se com as fossas no interior da crista marginal e com a própria crista marginal em movimentos protrusivos e laterais estão agora sem oposição e os alimentos chocam entre os dentes que ficaram mutilados. Estas cúspides sem oposição são muitas vezes chamadas de "cúspides em êmbolo" e são selvagemente removidas com pouco efeito. O procedimento correto é restaurar as cristas e os pontos de contacto opostos, bem como remodelar as superfícies oclusais opostas. Quando uma cúspide deste tipo é removida, nenhuma restauração pode restaurar a função e, por mais cuidadosa que seja a forma das cristas marginais e dos pontos de contacto dos dentes, se estes não forem opostos por um dente oclusivo e não forem restaurados para funcionarem, ocorrerá impactação alimentar.

<u>TRAUMATISMO DOS TECIDOS MOLES</u>[133]

Para além das áreas localizadas de degeneração dos tecidos moles e duros entre dois dentes adjacentes devido ao trauma da impactação alimentar, ocorrem áreas localizadas de recessão nas superfícies vestibulares e linguais dos dentes. Este tipo de degeneração é particularmente comum nas superfícies vestibulares dos incisivos inferiores e pode estender-se até ao ápice do dente.

Essa condição tem sido atribuída à oclusão traumática, mas, na maioria dos casos, o dente envolvido não apresenta sinais de trauma e alguns nem mesmo chegam a entrar em oclusão funcional. A maioria desses dentes irrompe fora da arcada dentária e a sequência de eventos é a seguinte (a) erupção do dente por vestibular (ou lingual), caso em que tanto o osso alveolar quanto a gengiva sobre a raiz do dente em erupção são finos ou estão em um nível mais apical do que os dentes adjacentes na arcada; (b) trauma por fricção dos lábios, bochechas, língua, alimentos e escova de dentes contra os tecidos moles esticados sobre a raiz pendente, causando degeneração e recessão apical; (c) acúmulo de detritos e cálculos na margem gengival rebaixada, que se afasta progressivamente da área coronal limpa pelo tumulto da mastigação; (d) envolvimento de uma fixação do frênulo causando um aumento súbito no descolamento dos tecidos.

O trauma causado pelo uso incorreto da escova de dentes pode ser encontrado em dentes corretamente alinhados. A escovagem lateral causa contusão das superfícies expostas das papilas interdentárias e uma recessão ampla e burra dos tecidos em forma de sino sobre a raiz; a escovagem vertical causa fendas estreitas e dolorosas que cortam a margem gengival até à raiz do dente.

A OCLUSÃO EFECTIVA DOS DENTES[133]

A mastigação vigorosa dos alimentos é impossível se os dentes não estiverem em oclusão efectiva e a correção dos dentes inclinados e desalinhados por meios ortodônticos é seguida de uma melhoria acentuada da condição gengival. A situação ideal é, portanto, aquela em que a gengiva se aproxima da superfície oclusal dos dentes, em boa oclusão funcional, numa criança que mastiga vigorosamente o tipo correto de alimentos.

Crianças com mordidas abertas, oclusão de borda a borda, ou protrusão considerável dos dentes superiores, de facto, qualquer discrepância entre as arcadas superior e inferior, terão detritos sobre os dentes e alguma forma de gengivite. Um fator que contribui para a acumulação de material nas superfícies vestibulares dos dentes incisivos superiores é a imobilidade de um lábio superior curto, particularmente onde os dentes superiores sobressaem. O vigor com que uma criança mastiga os alimentos também afecta a limpeza da boca. Uma criança chupa os alimentos e engole-os com o menor dispêndio de energia possível, enquanto outra mastiga os alimentos durante um período de tempo excessivo e, entre as refeições, trabalha continuamente a língua, os lábios e as bochechas.

RESPIRAÇÃO BUCAL[34]

Embora a respiração pela boca e não pelo nariz seja pouco frequente, exceto em períodos de catarro nasal, muitas crianças são rotuladas como respiradoras bucais porque mantêm os lábios afastados durante longos períodos de tempo, aparentemente fechando a boca apenas para engolir. Em algumas crianças, a protrusão dos dentes superiores torna impossível o fecho dos lábios. Noutras, não há obstrução óbvia e não há razão óbvia para manter os lábios afastados, mas pode ser o resultado de hábito, postura, tecido inadequado ou tónus muscular fraco. As crianças mantêm frequentemente a boca aberta enquanto observam algo com atenção, mas poucas respiram efetivamente pela boca. A gengiva, no entanto, fica seca ao ar e a humidade e secura constantes constituem uma irritação para os tecidos gengivais.

A saliva sobre a gengiva exposta torna-se viscosa, os detritos acumulam-se na gengiva, bem como nas superfícies dos dentes, e a população bacteriana aumenta enormemente. Nos verdadeiros respiradores bucais, a língua e o palato também secam ao ar, ao passo que nas crianças que apenas mantêm os lábios afastados, o palato permanece normalmente húmido e não há gengivite nas faces lingual e palatina dos dentes, mas está localizada na face vestibular dos dentes expostos.

O tratamento para os verdadeiros respiradores bucais consiste em remover a causa da obstrução nasal, mas os pseudo-respiradores bucais, que também dormem frequentemente com a boca aberta, podem ser ajudados por um protetor oral usado durante a noite. Estes aparelhos são extremamente confortáveis e eficazes e não só são bem tolerados como substituem o conforto obtido pela sucção de cobertores, polegares e brinquedos.

IRRITAÇÃO CAUSADA PELA ACTIVIDADE BACTERIANA[133]

A boca está repleta de bactérias que vivem uma existência precária na superfície da língua, das membranas mucosas e dos dentes. São extremamente aderentes às superfícies dos dentes, mas estão continuamente a ser lavadas e engolidas durante a mastigação dos alimentos e o fluxo de saliva, assistido pelo movimento dos lábios, bochechas e língua. Mas, com cada reposição de alimentos sobre os dentes no final de uma refeição, outra fonte de alimento está disponível para as bactérias remanescentes, que se multiplicam em conformidade.

Os resíduos alimentares de hidratos de carbono são fermentados pelas bactérias adequadas, que estão sempre presentes na boca. Estão presentes numerosos tipos e estirpes de bactérias, todas capazes de utilizar alguma fase da fermentação dos hidratos de carbono no seu metabolismo. Os amidos são decompostos pelas enzimas da digestão bacteriana, passando pelos açúcares até ao produto residual ácido final. Do mesmo modo, as proteínas são putrefactas e as gorduras são desnaturadas, fase a fase, por estas bactérias necrófagas que transformam as partículas sólidas dos alimentos em líquidos que se diluem e são eliminados da boca.

Estes organismos, portanto, desempenham uma função higiénica valiosa na remoção de partículas de alimentos das superfícies dos dentes. Os dentes e os tecidos são extraordinariamente resistentes a estes produtos bacterianos, mas quando se forma um excesso de ácido na superfície do dente, este sofre e quando existem acumulações maciças sobre os tecidos com a produção de materiais semelhantes ao dextrano adesivo, a presença constante de produtos e subprodutos bacterianos provoca uma inflamação. As bactérias capazes de digerir qualquer tipo de alimento que se possa alojar sobre os dentes estão sempre presentes na boca e a digestão de detritos sobre a superfície do tecido é apenas um passo da digestão do próprio tecido gengival debilitado e danificado. As bactérias capazes de produzir colagenase, hialuronidase e outras enzimas destruidoras de proteínas podem ser isoladas da gengiva saudável e, particularmente, de áreas ulceradas e doentes. A sua presença em tecidos doentes pode muito bem indicar que estes organismos estão a participar nos processos destrutivos, mas não significa necessariamente que tais organismos sejam a causa primária da doença ou que a gengivite no caso particular em que foram registados seja uma condição infecciosa ou contagiosa.

No entanto, os detritos dos dentes são altamente irritantes para os tecidos. Em animais experimentais, ocorre vermelhidão e inchaço no local de uma injeção, mesmo depois de os organismos terem sido destruídos pelo calor, e é frequente a inflamação da membrana mucosa da superfície interna dos lábios ou das bochechas, em frente a uma área de gengivite. Além disso, após a remoção dos resíduos da superfície do dente, tanto a gengivite aguda na área imediata como a inflamação da bochecha oposta desaparecem em poucas horas.

Quando os tecidos são danificados por outros agentes que não as bactérias, tais como traumatismos nas gengivas, ulcerações herpéticas ou medicamentos, ou quando os tecidos estão debilitados por uma doença geral grave, pode ocorrer uma infeção por organismos bucais comuns e uma necrose mais ou menos grave dos tecidos. Nessas áreas de necrose localizada, abundam uma ou outra forma de bacilo fusiforme e espiroquetas e estes organismos podem ser demonstrados nas profundezas dos tecidos, mesmo entre as trabéculas ósseas. Para além disso, os cocos e os vibriões são facilmente identificados e, recentemente, foram descritos outros organismos. Cada bactéria reconhecida foi, por sua vez, nomeada como a causa de tais condições; mas a maioria, se não todos, desses organismos estão presentes na boca saudável, embora não em tais concentrações.

Entre os inúmeros organismos presentes na boca encontram-se os oportunistas que atacam os tecidos debilitados e que, através do seu ataque, causam mais destruição e inflamação. A estomatite ulcerosa aguda é muito invulgar nas crianças; quando ocorre, deve suspeitar-se de uma estomatite herpética subjacente. Quando nenhum fator local é óbvio, devem ser consideradas discrasias sanguíneas graves ou doenças gerais graves.

O tipo habitual de gengivite encontrado é uma gengivite marginal. A remoção temporária das bactérias através de antibióticos ou substâncias bactericidas pode aliviar o estado inflamatório imediato, mas tem pouco mais do que interesse académico, pois a melhoria é temporária e o medicamento pode causar, direta ou indiretamente, irritação nos tecidos da criança. O tratamento local consiste num regime de higiene oral eficiente e na eliminação permanente das áreas de retenção de detritos por meios ortodônticos ou outros, de modo a que a população bacteriana diminua para um nível que possa ser tolerado pelos tecidos. As crianças que apresentem gengivite devido a alguma debilidade geral devem ser imediatamente encaminhadas para um médico para tratamento.

MANCHAS NOS DENTES[147]

A coleção de detritos nas superfícies dos dentes, particularmente na margem gengival, é constituída por bactérias e células epiteliais. Normalmente, tem uma cor branca suja e é designada por matéria alba. Em algumas áreas pode ser volumosa, mas noutras é tão ligeira que pode passar despercebida a não ser que seja corada por um corante revelador de alguma cor contrastante. Este material pode ficar manchado na boca e apresentar uma de várias cores distintas - verde, castanho, amarelo, laranja ou preto. Leung[147] descobriu que 80% das crianças que viviam em instituições tinham algum grau de coloração nos dentes; em muitas delas, mais de uma cor estava presente. O autor também encontrou uma alta incidência de manchas nos dentes em crianças institucionalizadas, mas poucos casos foram encontrados em 15.000 crianças caucasianas, negras e índias norte-americanas em idade escolar.

A mancha verde é a mais comum. Ocorre principalmente na superfície vestibular dos incisivos e caninos, tanto no maxilar superior como no inferior, e é mais comum nos rapazes do que nas raparigas. São poucos os casos registados em adultos, mas a razão da sua ocorrência em crianças é desconhecida. A cor varia do verde azeitona escuro ao verde brilhante. A mancha não é volumosa. É relativamente difícil de remover e, em muitos casos, a descalcificação da superfície do dente é encontrada imediatamente abaixo da mancha.

A segunda mancha mais comum é a castanha. Em contraste com a mancha verde, esta ocorre nos dentes posteriores e pode ser removida com escovas de dentes, mas não facilmente com a escova de dentes. Embora possa cobrir grande parte da superfície do dente, apresenta-se frequentemente como uma linha contínua estreita ou uma série de pontos. Esta linha segue o contorno da margem gengival, mas é separada desta por uma linha não corada da superfície dentária com 1 a 2 mm de largura. Esta linha corada tem sido chamada de "linha mesentérica".

Pickerill[148] descobriu que ela está associada a uma menor incidência de cáries. Em muitos casos, a coloração ocorre em dentes com cáries activas.

As manchas pretas, amarelas e cor de laranja são pouco frequentes. Leung[147] verificou que cada uma destas manchas estava presente entre 2 e 5% do seu grupo de crianças, mas em crianças em idade escolar a incidência está mais próxima de 0,1%. O material manchado de amarelo e laranja é mais volumoso do que as outras manchas e é facilmente removido. Numa aldeia indiana remota, três crianças em idade escolar apresentavam material vermelho-alaranjado brilhante, mas estava limitado a um ou dois dentes. Nenhum alimento em particular foi encontrado como responsável. As manchas provenientes dos alimentos colorem todos os dentes e todas as crianças que consomem estes alimentos são afectadas até certo ponto.

Todas estas manchas são provavelmente de origem bacteriana, mas embora muitos organismos produzam manchas de cor variável, nenhum está definitivamente associado a uma determinada cor de mancha. Todas as manchas são inestéticas e acredita-se que todo o material manchado é potencialmente irritante para a margem gengival ou prejudicial para a superfície do dente. As manchas devem ser removidas e a superfície do dente deve ser polida. Branquear o material manchado e deixá-lo no local é indefensável.

CÁLCULO[149]

O cálculo é um dos factores importantes responsáveis pela gengivite e pela periodontite mais profunda observadas no adulto, um facto que pode ser prontamente demonstrado pela diminuição da inflamação após a remoção do depósito agressor. No entanto, mesmo no adulto, o depósito de cálculo não é a causa primária da doença periodontal, mas é um processo subsidiário. Nas crianças, a formação de cálculo é mais comum do que geralmente se pensa. Pode ser observada cobrindo as coroas inteiras dos dentes onde a cárie dentária tornou a mastigação dos alimentos demasiado dolorosa para ser efectuada num lado da boca. Os detritos acumulam-se sobre as coroas dos dentes não utilizados e calcificam-se. Em cerca de 5% das crianças entre os 10 e os 12 anos de idade, forma-se cálculo na superfície lingual dos incisivos inferiores e na superfície vestibular dos molares superiores. Este é o mesmo padrão que ocorre nos adultos, mas o depósito raramente é tão pesado. A gengivite está presente nestas áreas, mas o local mais comum de gengivite numa criança não é o mesmo que num adulto; em vez disso, é no segmento labial superior, uma área que é menos suscetível de formar cálculos. A gengivite numa criança não é normalmente causada por cálculo; e a gengivite pode estar presente durante muitos anos numa criança antes de ocorrer qualquer sinal de cálculo supra ou subgengival.

Além disso, a área mais inflamada da boca da criança não é frequentemente o local de formação do cálculo. O papel do cálculo como causa primária da gengivite deve, portanto, ser questionado, mas seu efeito na continuidade da inflamação é de conhecimento comum. Em áreas localizadas de recessão, o cálculo é comummente observado em crianças. Nessas áreas, a gengiva recuou para longe das áreas de limpeza da mastigação, e os detritos acumulam-se na fenda ou bolsa formada e calcificam-se. Isto produz uma fonte secundária de irritação, pois não só a massa altamente infetada de cálculo é um abrigo inamovível de bactérias nocivas que emanam toxinas, como a sua superfície áspera, semelhante a uma pedra-pomes, causa irritação física.

FORÇAS TRAUMÁTICAS SOBRE OS DENTES[133]

O trauma oclusal agudo produzido por uma restauração alta ou por um dente inclinado não é invulgar nas crianças; mas a condição tende a corrigir-se rapidamente, pelo que os sintomas de trauma oclusal crónico observados nos adultos são invulgares nas crianças. O osso que suporta os dentes está continuamente a ser reformado pelo crescimento do alvéolo, que cresce quase 1 cm de altura entre os 4 e os 12 anos de idade. As forças aplicadas aos dentes durante este período de formação produzem movimento dos dentes por supressão ou ligeira deflexão do crescimento. Além disso, o grau de movimento instantâneo do dente em seu alvéolo com as forças de mastigação durante os estágios eruptivo e formativo do desenvolvimento é muito maior do que nos dentes completamente formados e ocluídos de um adulto. Isso é verdadeiro tanto na direção axial quanto na lateral. Esta pode ser mais uma razão pela qual o trauma de oclusão raramente é observado na criança. Em alguns casos, durante a formação, o movimento normal é tão grande que é visível. Se os pais se aperceberem disso, podem ficar tranquilos quanto à normalidade da situação. Mesmo a depressão de um dente abaixo do plano oclusal de outros dentes em crescimento pode ser facilmente provocada por um crescimento retardado. Nos adultos, a destruição óssea deve preceder o movimento de um dente, mas na criança, o movimento de um dente pode ser apenas um desvio do crescimento. Este facto é amplamente utilizado na prática ortodôntica.

XEROSTOMIA

A xerostomia é um efeito secundário da radioterapia em que os campos de radiação incluem as glândulas salivares. Nas crianças, o tratamento dos carcinomas da nasofaringe e dos rabdomiossarcomas da órbita pode provocar xerostomia. Alguns tipos de quimioterapia podem produzir xerostomia, mas esta é geralmente transitória. A xerostomia pode estar associada a um aumento da gengivite devido à falta da função defensiva inata da saliva. Pode também ser uma caraterística das crianças seropositivas.

ANOMALIAS DENTÁRIAS

As projecções do esmalte, as pérolas do esmalte, os sulcos proximais e palatogengivais são caraterísticas dentárias do desenvolvimento e têm sido associadas à gengivite e à perda de inserção. As lacerações cimentares são descritas como uma separação completa do cimento da dentina ou uma separação parcial dentro do cimento e podem estar associadas à perda de inserção.

FACTORES GERAIS

A resposta dos tecidos a irritantes bacterianos, químicos ou físicos é profundamente alterada pelas condições sistémicas. As células dos tecidos dependem de um fornecimento constante de materiais para o seu metabolismo. Estes incluem hormonas, vitaminas e minerais, bem como nutrientes e oxigénio. Uma alteração do nível de qualquer uma destas substâncias pode ser a causa de uma perturbação local grave. As irritações locais que são toleradas ou que produzem apenas uma reação ligeira em circunstâncias normais, podem dar origem a uma inflamação e destruição graves se as células não receberem os materiais de que necessitam para a sua reparação. Os tecidos normais e saudáveis têm amplas reservas, de modo que as funções pesadas e os danos locais produzem uma reação impercetível, mas quando existem deficiências, mesmo as tensões funcionais ligeiras podem causar uma reação local considerável, seguida de alterações degenerativas.

FEBRE ALTA[133]

Durante um período de febre alta, devido a uma perturbação geral como uma das febres exantemáticas, ocorre frequentemente gengivite. A criança doente não faz os movimentos normais de limpeza da boca e não ingere os alimentos habituais, mas fica deitada, sem se mexer, a tomar semi - líquidos. Neste estado, a saliva é escassa e acumulam-se na boca detritos constituídos por uma mistura de alimentos e saliva. A flora bacteriana aumenta enormemente e surge a gengivite.

ALTERAÇÕES NOS NÍVEIS HORMONAIS[133]

Durante as grandes alterações dos níveis hormonais, observa-se que a gengiva, juntamente com outras membranas mucosas, sofre uma alteração. Uma gengivite descamativa está associada à menopausa e uma hiperplasia à gravidez. As alterações do nível das hormonas sexuais durante a puberdade podem afetar a gengiva. É sugestivo que o pico de incidência da gengivite seja dois a três anos mais cedo nas raparigas do que nos rapazes, e que os picos ocorram aproximadamente na idade da puberdade; uma melhoria na saúde gengival segue-se a esta fase. Foram sugeridos factores locais como causa desta diferença de gengivite entre os sexos, tais como a diferença na altura da erupção dos dentes. Mas os dentes erupcionam quatro anos antes de ocorrer o pico de incidência de gengivite na região incisal; além disso, a diferença no tempo de erupção entre rapazes e raparigas é de apenas seis meses. O maior interesse das raparigas pelos hábitos de higiene foi também invocado como razão pela qual as raparigas têm uma menor incidência de gengivite a partir dos 14 anos de idade, mas as raparigas ultrapassaram o pico de incidência de gengivite nesta idade em três anos e meio, enquanto os rapazes estão a viver o seu pico ou acabaram de o ultrapassar. O mesmo argumento deve explicar por que razão as raparigas têm uma maior incidência de gengivite antes da idade em que os rapazes atingem o seu período de pico.

Outra possível diferença entre os sexos após a idade da puberdade é que a hiperplasia fibrosa na região incisal é mais comum nos rapazes do que nas raparigas, enquanto uma gengivite marginal caracterizada por hiperemia e adelgaçamento do epitélio e hemorragia é mais comum nas raparigas.

<u>CARÊNCIAS VITAMÍNICAS</u>[133]

Quando os animais experimentais são privados de qualquer uma das vitaminas, observam-se sintomas generalizados graves. Perdem peso, ficam extremamente debilitados, sofrem de graves distúrbios gastrointestinais e, antes de morrer, apresentam graus variados de gengivite. Mas o facto de os animais experimentais que morrem devido a uma deficiência vitamínica sofrerem de gengivite não significa que 90% das crianças normais e saudáveis deste país que apresentam algum grau de gengivite também tenham uma ingestão insuficiente de vitaminas.

De todas as vitaminas, a vitamina C (ácido ascórbico) é a mais suscetível de afetar os tecidos periodontais, uma vez que é essencial para a produção de fibras do tecido conjuntivo. A deficiência experimental provoca uma diminuição do teor de fibras dos tecidos periodontais, devido à inibição da substituição normal. No escorbuto, a gengiva descola-se, ocorrem hemorragias nos tecidos e a doença é frequentemente acompanhada por uma inflamação aguda. No entanto, a carência de vitamina C, por si só, não produz gengivite; a irritação local também é necessária para iniciar a reação inflamatória. Atualmente, existe um fornecimento abundante de vitamina C nas lojas de produtos alimentares e, se uma criança receber uma dieta normal e equilibrada, não deverá ser necessário qualquer suplemento adicional. No entanto, algumas crianças, quer por escolha própria, quer devido aos hábitos alimentares da família, são privadas de vitamina C, pois não comem os alimentos que a contêm. Assim, no meio da abundância, podem encontrar-se verdadeiros casos de carência de vitamina C. Para que se produzam sintomas de gengivite em indivíduos saudáveis é necessária uma carência aguda de vitamina C e aparecem também muitos outros sintomas. As crianças que sofrem de uma deficiência de vitamina devido a uma dieta inadequada provavelmente também sofrem de uma deficiência de muitas outras substâncias e é improvável que o tratamento com um dos preparados vitamínicos refinados por si só cure a queixa.

Não é provável que a causa habitual da gengivite observada na prática quotidiana se deva a uma deficiência vitamínica, mas em alguns casos doses maciças de vitamina C, vitamina A ou vitamina B produzirão uma melhoria temporária. Esta terapia tem um lugar no tratamento da doença periodontal, mas não pode substituir o tratamento principal nem eliminar a causa principal da gengivite, que é de origem local. Uma dieta desequilibrada deve ser corrigida; as anemias e outras perturbações gerais devem ser diagnosticadas e tratadas; mas, para além disso, o tratamento local deve ser ainda mais minucioso num doente debilitado do que é necessário num indivíduo normal e saudável.

A terapia com vitamina B é um complemento útil no tratamento do desequilíbrio hormonal. Todo o complexo vitamínico B deve ser administrado, pois se for administrada uma dose excessiva de apenas um membro do complexo, pode produzir-se uma deficiência de outro membro do complexo. Ziskin et al[150] demonstraram que os tumores do tipo gravidez induzidos artificialmente em animais podiam ser abortados através da administração de vitamina B ao mesmo tempo que as hormonas eram administradas e, por vezes, podem ser obtidas melhorias clinicamente dramáticas. O tipo que é mais suscetível a este tratamento é a gengivite hiperémica proliferativa com tendência para sangrar, que se encontra em raparigas entre os 12 e os 20 anos de idade. Esta terapia vitamínica não deve ser prolongada, mas deve ser administrada durante um período não superior a quatro semanas, e o doente deve ser cuidadosamente observado quanto a qualquer reação às doses excessivas.

Na gengivite aguda generalizada, a terapêutica com vitamina A tem sido acompanhada por uma melhoria dramática, mas o sucesso desse tratamento empírico não demonstra que o indivíduo sofre de gengivite devido à falta de uma ou outra das vitaminas.

DROGAS[133]

Com o atual nível de educação, a administração prolongada de medicamentos a crianças é menos comum e o envenenamento agudo por substâncias como os pós para dentição quase desapareceu. No entanto, a Dilantina sódica é administrada para a epilepsia durante um período prolongado e pode produzir uma hiperplasia gengival em 50 por cento das pessoas que a utilizam. Nalguns casos, as gengivas aumentam de tamanho a tal ponto que toda a coroa dos dentes fica coberta por uma massa fibrosa volumosa. A gengivite devida à formação excessiva de placa bacteriana é frequentemente sobreposta. Estes casos são raros na prática privada, mas todas as clínicas têm exemplos desta condição. A gengivectomia pode ser necessária quando os tecidos são duros, volumosos e fibrosos, mas quando os tecidos são um pouco hiperémicos, a remoção do excesso de tecido pode ser efectuada por meio de compressas simples ou por cauterização química, por exemplo, com hidróxido de potássio. Se for efectuada uma higiene oral rigorosa, a recorrência não é inevitável. Sempre que possível, deve procurar-se a cooperação do médico e utilizar um medicamento alternativo.

DOENÇAS DOS LEUCÓCITOS

No que diz respeito aos neutrófilos, os defeitos congénitos (genéticos) que levam a uma depressão ou a uma perda completa da quimiotaxia celular são sempre acompanhados por uma periodontite pré-púbere grave. De uma forma semelhante, a redução do número total de células tem um efeito comparável.

<u>NEUTROPENIA</u>

Estas doenças têm manifestações periodontais e o grupo inclui agranulocitose, neutropenia cíclica, neutropenia benigna crónica, neutropenia idiopática crónica e neutropenia crónica benigna familiar. A variedade cíclica, que é herdada como uma doença autossómica recessiva, parece ser o tipo mais frequentemente encontrado na literatura, enquanto a neutropenia crónica benigna familiar é relativamente rara.

Deasy et al[151] relataram um caso de neutropenia benigna crónica familiar. Este doente, um rapaz caucasiano de 14 anos de idade, apresentava uma inflamação gengival grave que persistia há vários anos. A história clínica revelou que o doente sofria de neutropenia crónica benigna familiar que foi diagnosticada pela primeira vez aos 5 anos de idade. A ulceração oral manteve-se ao longo da vida. As avaliações histológicas revelaram um infiltrado de células inflamatórias crónicas com um grande componente de células plasmáticas.

A neutropenia crónica benigna começa na infância, embora seja normalmente caracterizada por um curso auto-limitado de 10-18 meses. Foi demonstrado que os neutrófilos presentes no epitélio juncional estão envolvidos na fagocitose de bactérias. No estado de neutropenia, esta função defensiva está ausente ou é assumida por outras células, como os monócitos.

Mais recentemente, Pernu et al[152] relataram dois casos de adolescentes com neutropenia cíclica. Foram recolhidas amostras salivares para diagnóstico em ambos os pacientes. Um dente apresentava periodontite apical, apesar de parecer clinicamente intacto e sem trauma ou periodontite oclusal de pré-contacto. Esses dois pacientes mantiveram seus dentes, e os autores enfatizaram o papel e a importância da prevenção. Foi recomendada a remoção profissional mensal regular da placa bacteriana e do cálculo dentário.

SÍNDROME DE CHEDIAK-HIGASHI

A síndrome de Chediak-Higashi tem sido frequentemente associada a periodontite grave. Trata-se de uma doença rara de imunodeficiência autossómica recessiva caracterizada por grandes grânulos lisossómicos nos granulócitos, infecções oculocutâneas parciais e episódios febris intermitentes. Sabe-se que na síndrome de Chediak-Higashi, os neutrófilos e os monócitos são defeituosos na quimiotaxia, na morte bacteriana e na degranulação e são hiperactivos na sua capacidade fagocítica. Os antecedentes de infecções recorrentes desde a primeira infância são normalmente os sintomas queixosos nestes doentes.[153]

Existe uma falta de informação disponível na literatura dentária sobre a síndrome de Chediak-Higashi. Aslane et al[154] descreveram um caso de uma menina de 6 anos de idade com a fase acelerada da síndrome de Chediak-Higashi. Queixavase de fraqueza, palidez, episódios febris recorrentes, infecções piogénicas, distensão abdominal e atraso motor e mental durante 5 anos. A doente apresentava uma diminuição da adesão, quimiotaxia e fagocitose dos neutrófilos e da adesão dos monócitos, mas não foi possível comprovar a causa viral (Epstein Barr e citomegalovírus).

Delcourt-Debruyne[155] relatou um caso de um homem de 14 anos de idade com esfoliação prematura dos dentes decíduos e que apresentava lesões periodontais extensas. Os achados clínicos, laboratoriais e histológicos revelaram as caraterísticas mais marcantes da síndrome de Chediak-Higashi, ou seja, anormalidades hematológicas, como a presença de leucócitos com grânulos enormes, albinismo oculocutâneo, fotofobia, distúrbios neurológicos e infecções orais e remotas frequentes, bem como síndrome de hemorragia intestinal.

Foram também descritos achados interessantes em biópsias gengivais, com um epitélio que apresentava descamação extensa, micro ulceração e infiltração por um grande número de leucócitos polimorfonucleares. Em algumas áreas, o epitélio foi destruído, expondo o tecido conjuntivo subjacente, que também foi infiltrado por um grande número de leucócitos polimorfonucleares.

<u>SÍNDROME DE DEFICIÊNCIA DE ADESÃO LEUCOCITÁRIA</u>

Em 1979, foi identificado um grupo de doentes com atraso na separação do cordão umbilical e motilidade neutrofílica defeituosa, que sofria de infecções bacterianas generalizadas, incluindo otite média, septicemia, formação de pus prejudicada e atraso na cicatrização de feridas. O sangue destes doentes apresentava uma leucocitose persistente de 20.000 a 80.000 células por microlitro.

Foi identificada uma glicoproteína de adesão de superfície em falta como parte de um antigénio de superfície descrito pela primeira vez em macrófagos (Mac-1), neutrófilos e linfócitos granulares grandes. Atualmente, sabe-se que a deficiência de adesão dos leucócitos é caracterizada por defeitos nos receptores de integrina dos glóbulos brancos, o que leva a uma adesão e quimiotaxia deficientes, acompanhadas por uma maior suscetibilidade a infecções graves e a periodontite de início precoce (pré-púbere).

Existem dois subtipos da síndrome (síndrome de deficiência de adesão leucocitária I e II). A síndrome de deficiência de adesão leucocitária I deve-se à ausência da subunidade beta da molécula de integrina, e a síndrome de deficiência de adesão leucocitária II é causada por uma deficiência de sialil 1 Lewis X, o ligando de neutrófilos para selectinas. Por conseguinte, na síndrome de deficiência de adesão leucocitária II, os passos iniciais da adesão dos leucócitos à parede do vaso são afectados, incluindo o rolamento das células na superfície. Na síndrome de deficiência de adesão leucocitária I, a ligação à molécula de adesão intercelular é defeituosa. Ambos os tipos são caracterizados por infecções bacterianas recorrentes, devido ao comprometimento das funções celulares, com maior gravidade na síndrome de deficiência de adesão leucocitária I.

A formação de bolsas periodontais e a perda óssea à volta de vários ou de todos os dentes decíduos começa pouco depois da erupção, com uma rápida destruição e perda da inserção periodontal. A esfoliação dos dentes decíduos começa antes da erupção da dentição permanente, levando a um edentulismo transitório.[156,157]

<u>SÍNDROME DE PAPILLON-LEFEVRE</u>

A síndrome de Papillon Lefevre foi detectada pela primeira vez em 1924 em dois irmãos e descrita como uma queratose palmoplantar transgradiente difusa com perda prematura dos dentes decíduos e perda óssea à volta dos dentes permanentes. A síndrome de Papillon Lefevre pertence a um grupo heterogéneo de doenças de pele que se caracterizam por hiperqueratose das palmas das mãos e das plantas dos pés. Recentemente, foram diferenciadas 19 formas diferentes de queratodermia palmoplantar. A síndrome de Papillon Lefevre difere de outros tipos de queratodermia palmoplantar pela sua periodontopatia grave e perda prematura da dentição primária e permanente.

A síndrome de Papillon Lefevre é uma doença rara, transmitida de forma autossómica recessiva, com uma prevalência na população geral de 1 a 3 por milhão. Pelo menos um terço das famílias são consanguíneas. Não há preferência por sexo ou raça. Foram registados cerca de 200 casos na literatura. Os sintomas clínicos da síndrome de Papillon Lefevre podem variar. As lesões cutâneas hiperqueratóticas podem apresentar um quadro clínico dramático, mas noutros relatos a hiperqueratose era pouco visível ou mesmo completamente ausente.

Soskolne et al[158] relataram dois casos em que a presença destes sintomas só foi confirmada por um exame dermatológico. Vários autores[159] referem que as superfícies palmar e plantar envolvidas são inicialmente afectadas entre o primeiro e o quarto ano de idade, embora as lesões cutâneas possam ocorrer logo após o nascimento. Na família relatada por Soskolne et al[158], a mãe, que não tinha sofrido de perda prematura de dentes, já tinha sido reconhecida na altura do seu nascimento como tendo as lesões cutâneas, devido ao seu aspeto clínico específico.

Actinobacillus actinomycetemcomitans, bem como *Haemophilus aphrophilus* e *Prevotella intermedia* foram isolados dos locais de periodontite em doentes com síndrome de Papillon Lefevre.[160,161] Também foram registados títulos elevados de anticorpos séricos contra as várias espécies microbianas. Também foi registada uma diminuição da quimiotaxia dos neutrófilos, que, em alguns casos, foi acompanhada por uma diminuição da fagocitose e uma redução da morte intracelular de *Staphylococcus aureus*. Noutros relatórios, o comportamento quimiotático dos neutrófilos não foi afetado.[162]

Outra forma da doença, também com queratose palmoplantar e periodontite grave de início precoce, foi denominada síndrome de Haim-Munk e difere da síndrome de Papillon Lefevre em vários sintomas, como aracnodactilia, acroosterólise e onicogrifose. Os estudos de ligação genética de Hart et al[163] não revelaram uma relação estreita entre os genes da queratina nos cromossomas 12 e 17 na síndrome de Haim-Munk. Embora um número considerável de genes tenha sido mapeado no cromossoma 11, não foi possível identificar nenhum gene candidato óbvio na região do gene da síndrome de Papillon Lefevre.

<u>SÍNDROME DE DOWN</u>

A síndrome de Down é uma anomalia cromossómica autossómica resultante da trissomia do cromossoma 21. A síndrome de Down é uma das causas mais comuns de deficiência mental em crianças. Uma elevada prevalência de doença periodontal inflamatória crónica em crianças com síndrome de Down foi reconhecida pela primeira vez por Brousseau[164] em 1928.

A prevalência da doença periodontal é de quase 100% em crianças com síndrome de Down com menos de 30 anos de idade. O início do processo de doença é visível mesmo na dentição decídua. A doença periodontal é frequentemente grave, especialmente na região dos dentes anteriores inferiores. A sua progressão é rápida, principalmente nos grupos etários mais jovens. A higiene oral é deficiente, mas não proporcional à gravidade da doença periodontal.

Reuland Bosma et al[165] concluíram que os factores endógenos podem contribuir para a rápida progressão da degradação periodontal. O principal defeito imunitário ocorre no sistema dependente do timo, o que pode resultar numa quantidade reduzida de células T maduras, juntamente com uma proporção relativamente grande de células imaturas. Isto, juntamente com a possibilidade de diferenças na biossíntese de colagénio e uma morfologia capilar anormal, pode explicar a maior suscetibilidade à doença periodontal observada na síndrome de Down.

Barnett et al[166] compararam as taxas de prevalência de periodontite e cárie dentária em 30 pacientes com síndrome de Down e em 30 controlos de outros atrasados mentais. O estudo revelou uma elevada prevalência de periodontite em pacientes com síndrome de Down. Uma vez que a população de controlo era constituída por pacientes com idade e sexo semelhantes, com um grau semelhante de atraso mental e condições de vida comparáveis, os autores concluíram que as diferenças acentuadas na prevalência e gravidade da periodontite entre os dois grupos apoiam a hipótese de que a síndrome de Down confere uma maior suscetibilidade à periodontite.

Noutro estudo realizado por Ainamo et al[167] no ano 2000, foram analisadas bactérias periodontopáticas em crianças com síndrome de Down. Este foi o primeiro estudo a descrever a prevalência de bactérias periodontopáticas numa população com esta síndrome, utilizando o método da reação em cadeia da polimerase. Os sujeitos foram 60 crianças japonesas com síndrome de Down que foram comparadas com outras 60 crianças saudáveis que serviram de controlo. Após a avaliação dos parâmetros clínicos, foram recolhidas amostras de placa subgengival e investigada a prevalência de 10 agentes patogénicos periodontais.

No que diz respeito aos parâmetros clínicos, não foram encontradas diferenças significativas entre os pacientes com síndrome de Down e os controlos. No entanto, todas as crianças selecionadas tinham bons hábitos de higiene oral mantidos por elas próprias ou pelos seus tutores. No que diz respeito aos agentes patogénicos periodontais, a maioria dos microrganismos foi encontrada com frequência aumentada no grupo de crianças com síndrome de Down, exceto o *A. actinomycetemcomitans*, para o qual não foi observada diferença significativa entre os grupos.

Sreedevi e Munshi[55] provaram uma forte associação entre a ocorrência de *A. actinomycetemcomitans* e a atividade de defesa dos neutrófilos no estado de saúde gengival e periodontal em indivíduos saudáveis e com síndrome de Down.

Em conclusão, todos estes resultados sugerem que os doentes com síndrome de Down podem ter uma regulação inadequada das enzimas e imunodeficiência das células T, juntamente com defeitos funcionais dos leucócitos polimorfonucleares e monócitos. Juntamente com a possibilidade de diferenças na biossíntese do colagénio, a morfologia capilar anormal e a hiperinervação da gengiva podem contribuir para a rápida destruição periodontal observada nestes doentes.

DIABETES MELLITUS

A diabetes mellitus é uma síndrome de perturbação da homeostase da glicose causada por uma deficiência de insulina ou da sua ação, resultando num metabolismo anormal de hidratos de carbono, proteínas e gorduras. É a doença endócrino-metabólica mais comum da infância e da adolescência, com consequências importantes para o desenvolvimento físico e emocional.

Bernick et al[168] encontraram um maior grau de gengivite em crianças com diabetes do que em crianças saudáveis. Neste estudo, os diabéticos não foram agrupados de acordo com o grau de controlo metabólico da doença. Esta análise é altamente relevante, uma vez que há indicações de que a resistência à infeção é menor nos diabéticos com mau controlo metabólico, em comparação com os diabéticos bem controlados.

Outro estudo realizado por Pinson et al[169] comparou 50 crianças e adolescentes com idades compreendidas entre os 7 e os 18 anos (26 com diabetes insulino-dependente e 24 controlos), mas todos eles estavam emparelhados por idade e sexo. As medições laboratoriais da hemoglobina glicosilada foram efectuadas por cromatografia líquida de alta pressão. Os resultados mostraram que os valores médios de perda de inserção, profundidade de sondagem, índice gengival, índice de placa e fluido crevicular gengival eram ligeiramente superiores no grupo diabético. Ao utilizar medições médias de todos os locais, a análise dos dados não demonstrou quaisquer diferenças estatisticamente significativas no estado periodontal entre diabéticos e controlos. Apenas se detectou uma diferença quando foram analisadas as superfícies dentárias individuais, demonstrando mais gengivite nas zonas bucal e lingual dos doentes diabéticos.

HIPOFOSFATASIA

A hipofosfatasia (síndrome de Rathbun) é uma doença congénita com um modo de transmissão autossómico e caracterizada por deficiência da fosfatase alcalina sérica, aumento da excreção urinária de fosfoetanolamina e mineralização óssea e dentária defeituosa, resultando em hipoplasia ou aplasia do cemento e esfoliação prematura dos dentes decíduos. A hipofosfatasia é agora reconhecida como um erro inato do metabolismo em que existe uma atividade deficiente da fosfatase alcalina não específica dos tecidos (fígado, osso e rim). A doença foi descrita pela primeira vez em 1948 por Rathbun[170] . Pode aparecer numa forma neonatal ou perinatal letal (hipofosfatasia letal congénita), numa forma infantil grave ou numa forma mais ligeira que ocorre na infância ou no final da adolescência (hipofosfatasia tarda).

Em 1985, Baab et al[171] relataram uma família em que três das crianças manifestaram esfoliação prematura dos dentes decíduos. Foram efectuados estudos laboratoriais, tais como a contagem de quimiotaxia de monócitos e neutrófilos, medições de anticorpos, ensaio de sorção imune ligado a enzimas) para 18 bactérias periodontais, bem como amostras de placa subgengival. Os resultados mostraram que não houve supressão da quimiotaxia de neutrófilos nas crianças, mas foi observada uma supressão significativa da quimiotaxia de monócitos nas três crianças.

Watanabe et al[172] relataram um caso de hipofosfatasia de um paciente de 15 anos de idade que teve esfoliação prematura dos dentes decíduos na infância e apresentou reabsorção óssea alveolar semelhante à observada na periodontite juvenil localizada. Foram realizados exames bioquímicos, hematológicos, imunológicos e bacteriológicos.

Os resultados mostraram uma atividade reduzida da fosfatase alcalina e uma creatina fosfoquinase ligeiramente elevada. A análise da urina revelou uma elevação notável do nível de fosfoetanolamina (3-10 vezes acima do normal). Os títulos de anticorpos séricos contra *Porphyromonas gingivalis* e *Fusobacterium nucleatum* eram muito elevados. Não foi detectada qualquer redução na quimiotaxia de neutrófilos ou monócitos. Os resultados bacteriológicos indicam que a infeção por *P. gingivalis* está provavelmente associada à destruição do tecido periodontal na hipofosfatasia.

Enquanto o tratamento periodontal na dentição decídua geralmente envolve a extração de dentes móveis para evitar o desconforto, na dentição permanente pode ser tentada uma terapia mais convencional. Existe a necessidade de uma monitorização atenta e de uma chamada de atenção para estes pacientes, bem como a necessidade de testes bioquímicos para um diagnóstico preciso da doença, uma vez que as caraterísticas clínicas na dentição permanente eram semelhantes às da periodontite juvenil localizada.

SÍNDROME DE EHLERS-DANLOS

A síndrome de Ehlers-Danlos, uma doença que afecta principalmente as articulações e a pele, foi classificada em dez tipos com base nos sintomas clínicos e no padrão de hereditariedade. Dos tipos de síndrome de Ehlers-Danlos reconhecidos, alguns resultam de uma anomalia do colagénio tipo I ou III. A síndrome de Ehlers-Danlos tipo VIII foi reconhecida pela primeira vez por McKusick[173] , em 1975, numa família com perda dentária precoce e periodontite grave, juntamente com fragilidade da pele, hiperextensibilidade das articulações e cicatrizes anormais.

Ao diagnosticar a síndrome de Ehlers-Danlos VIII, é importante considerar a possibilidade da síndrome de Ehlers-Danlos tipo IV, para a qual existe uma considerável sobreposição clínica de sintomas, com exceção da perda dentária precoce. A análise do colagénio pode distinguir facilmente a maioria das formas de síndrome de Ehlers-Danlos IV da síndrome de Ehlers-Danlos VIII e é crucial na avaliação destas duas doenças, uma vez que o tipo IV tem complicações potencialmente fatais de rutura vascular, uterina e intestinal.

SÍNDROME DA IMUNODEFICIÊNCIA ADQUIRIDA

O primeiro caso de síndrome de imunodeficiência adquirida (SIDA) pediátrica foi reconhecido em novembro de 1982, 18 meses após a deteção da síndrome em adultos. A infeção pelo vírus da imunodeficiência humana tem sido identificada num número crescente de crianças com imunodeficiência inexplicável e infecções oportunistas do tipo encontrado em adultos com SIDA.[174]

Os factores de risco da infeção pediátrica pelo VIH variam consoante o grupo etário. A maioria das crianças com SIDA tem menos de 5 anos de idade. Os principais factores de risco são peri-natais. Os bebés nascidos de mulheres que consomem drogas por via intravenosa ou que têm parceiros bissexuais constituem o maior grupo. As anomalias clínicas estão frequentemente presentes aos 3 meses de idade, mas podem também ser uma manifestação tardia da síndrome. Cerca de um terço dos bebés pesa menos de 2500 gramas à nascença e são pequenos para a idade gestacional.

Os primeiros sinais clínicos da infeção pelo VIH em bebés e crianças podem incluir um ou mais dos seguintes: atraso no crescimento, hepatoesplenomegalia, diarreia, pneumonite intersticial, linfadenopatia, candidíase oral e infecções recorrentes. Para além da candidíase, da ulceração aftosa recorrente e do vírus herpes simplex, as lesões orais observadas em doentes com VIH ou em membros dos grupos de risco podem incluir gengivite grave, periodontite ulcerativa necrosante e aumento das glândulas salivares também com xerostomia. O aumento das glândulas salivares é uma condição mais comum em crianças do que em adultos, cuja causa é desconhecida.

Em geral, as doenças periodontais em pacientes mais jovens têm sido associadas a defeitos na função dos neutrófilos. Existem poucos relatos que descrevem o estado periodontal de crianças com infeção pelo VIH. Foi observada uma gengivite invulgar com eritema difuso, semelhante a uma forma atípica de gengivite ulcerativa necrosante.[175]

MALNUTRIÇÃO[133]

Existem provas consideráveis de manifestações inespecíficas na cavidade oral causadas por uma deficiência de nutrientes vitais, tais como proteínas, vitaminas e minerais. Uma das principais consequências de uma deficiência proteica grave é uma maior suscetibilidade a infecções. Com exceção do ferro e do zinco, não são conhecidas outras manifestações orais em condições de deficiência mineral. A deficiência de ferro produz atrofia das papilas filamentosas na ponta da língua. Na carência de zinco, a sensação gustativa fica comprometida ou alterada. No entanto, as carências destes nutrientes são mais frequentes em pessoas idosas.

Na criança, podem surgir danos periodontais se houver uma carência de vitaminas. O sinal mais fiável de uma deficiência de vitamina C (escorbuto) é a gengivite que começa nas papilas interdentárias e se espalha para a gengiva marginal e anexa. Em caso de deficiência grave, a regeneração do colagénio do ligamento periodontal e do osso alveolar pode falhar, sendo a queda dos dentes e a reabsorção óssea os resultados finais.

A diferenciação do tecido epitelial é alterada na deficiência de vitamina A. As células da mucosa, normalmente não queratinizadas, são progressivamente substituídas por células queratinizadas. A carência desta vitamina pode também provocar uma diminuição do fluxo salivar, hiperqueratose e hiperplasia do epitélio gengival. As alergias alimentares (como o chocolate) ou os aditivos alimentares (como a canela e os benzoatos) têm por vezes manifestações orais. A ingestão pode resultar em granulomatose orofacial, eritema multiforme, erupções liquenóides, ulceração oral recorrente e síndrome da boca ardente.

PATOGÉNESE DA GENGIVITE E DA PERIODONTITE

Várias formas de periodontite afectam crianças e adolescentes. A causa exacta de cada uma destas formas de doença ainda não é clara, mas é provável que seja influenciada pela composição do microbiota periodontal e pela competência da resposta do hospedeiro. Os factores ambientais e genéticos influenciam o equilíbrio entre as duas facções opostas, o micróbio e o hospedeiro.

MICROBIOLOGIA DA PERIODONTITE LOCALIZADA DE INÍCIO PRECOCE

Os estudos da microflora associada à periodontite localizada de início precoce têm sido realizados há cerca de 25 anos e têm examinado a presença de potenciais agentes patogénicos através de técnicas de cultura, microscopia e, mais recentemente, técnicas moleculares.

Actinobacillus actinomycetemcomitans

O A. actinomycetemcomitans é um bastonete gram-negativo facultativo, pequeno, não-móvel, curto, reto ou curvo e foi um dos primeiros organismos a ser associado a periodontite localizada de início precoce. Zambon et al[176] serotipo *A. actinomycetemcomitans* em três categorias (a, b, e c), às quais foram adicionadas 'd' e 'e'. Estes serótipos adicionais baseiam-se em isolados anteriormente não tipificáveis, mas são poucos e representam apenas 5% do número total de isolados. Zambon et al[176] referiram que o serótipo 'b' era duas vezes mais prevalente do que os serótipos 'a' e 'c' na periodontite localizada de início precoce.

Um grande número de estudos associou *o A. actinomycetemcomitans* à periodontite localizada de início precoce, quer através de um aumento da prevalência e das proporções na placa subgengival de locais ou pacientes com periodontite localizada de início precoce, quer através de números mais baixos em locais saudáveis ou com gengivite, quer através de um aumento da prevalência e das proporções em locais activos. Foram encontradas proporções mais baixas de A. actinomycetemcomitans em locais saudáveis ou com gengivite.

Mandell[177] referiu que *A. actinomycetemcomitans* constituía 2% da flora doente e 0,2% da flora de controlo saudável, o que era estatisticamente significativo. Dzink et al[21], Haffajee et al[19], Haffajee et al[178], Moore et al[179] e Savitt e Socransky[8] também observaram diferenças significativas semelhantes entre doença e saúde.

Os níveis de *A. actinomycetemcomitans* em locais de periodontite precoce localizada com progressão ativa também foram examinados, tendo vários estudos relatado um aumento da prevalência nestas lesões.

Mandell et al[177] demonstraram que uma percentagem muito mais elevada de *A. actinomycetemcomitans* era detetável em sítios em progressão do que nos estáveis e que a proporção de *A. actinomycetemcomitans* na flora também aumentava. Christersson[39] registou uma forte associação entre o número de *A. actinomycetemcomitans* subgengivais e a alteração média do nível de ligação à sonda. Quanto maior for o número de *A. actinomycetemcomitans* antes do tratamento, menor será a alteração no nível de ligação à sondagem em resposta à terapia. Asikainen et al[180] isolaram *A.actinomycetemcamitans* em doentes finlandeses com periodontite localizada de início precoce e verificaram que a presença de *A.actinomycetemcomitans* estava relacionada com a idade. À medida que a idade aumenta, a presença de *A.actinomycetemcomitans* diminui.

Porphyromonas gingivalis

P. gingivalis é um bastonete curto gram-negativo anaeróbio não móvel que forma colónias negro-pigmentadas com zonas de hemólise em placas de ágar-sangue. Embora o *P. gingivalis* tenha sido associado principalmente à periodontite do adulto, também tem sido implicado na periodontite localizada de início precoce, embora não tão fortemente como o *A. actinomycetemcomitans*. A presença de *P. gingivalis* em pacientes e locais de periodontite precoce localizada foi relatada por vários autores.

Lopez et al[46] isolaram *P. gingivalis* de 70% dos pacientes com periodontite localizada de início precoce e de 67% dos locais, mas vários outros organismos foram mais prevalentes. *P. gingivalis* foi detectado em 17 de 18 pacientes com periodontite localizada de início precoce e sugeriram que a periodontite localizada de início precoce está mais frequentemente associada a *P. gingivalis* e *Prevotella intermedia*, dada a menor prevalência de *A. actinomycetemcomitans*.

Prevotella intermedia

P.intermedia é um bastonete gram-negativo, anaeróbio, não móvel, curto ou filamentoso e, tal como *P.gingivalis*, pertencia originalmente ao grupo dos bastonetes anaeróbios de pigmentação negra. Embora *a P.intermedia* não tenha sido tão extensivamente investigada como a A. actinomycetemcomitans ou *a P.gingivalis,* foi associada a periodontite localizada de início precoce numa série de estudos.

Lopez et al[48] detectaram *P. intermedia* em 15 de 18 pacientes e 28 de 36 locais estudados em pacientes com periodontite localizada de início precoce. O estudo sugeriu que a peridontite localizada de início precoce está mais frequentemente associada a *P. gingivalis* e *P. intermedia* em crianças chilenas. Embora houvesse diferenças nas contagens microbianas entre locais activos e estáveis, *a P. intermedia* não estava associada à progressão da doença.

Espécies de Capnocytophaga

As espécies de *Capnocytophaga* são um grupo de bastonetes fusiformes gram-negativos facultativos. Requerem CO_2 para crescer em cultura, daí o seu nome. As espécies de *Capnocytophaga* têm sido associadas a periodontite localizada de início precoce numa série de estudos.

Mandell et al[177] encontraram níveis mais elevados de espécies de *Capnocytophaga*, mas as diferenças nas contagens não foram significativas e as espécies de *Capnocytophaga* não foram associadas a sítios em progressão.

Fusobacterium nucleatum

O F. nucleatum é um anaeróbio fusiforme gram-negativo. Também foi encontrado em doentes com periodontite de início precoce localizada. Lopez et al[46] encontraram *F. nucleatum* em 100% dos doentes com periodontite localizada de início precoce e em 78% dos locais afectados, e a prevalência de *F. nucleatum* foi significativamente mais elevada nos locais afectados do que nos não afectados.

Asikainen et al[181] referiram que *o F. nucleatum* (juntamente com o *A.*

actinomycetemcomitans e o *P. intermedia*) era superior a 5% da flora, mas apenas o *A. actinomycetemcomitans* estava associado à destruição periodontal.

Eikenella corrodens

E. corrodens é um anaeróbio facultativo gram-negativo que é um bastonete pequeno ou reto. Lopez et al[48] detectaram *E. corrodens* em 80% dos pacientes com periodontite localizada de início precoce e em 78% dos locais afectados, estando significativamente associado aos locais afectados. Savitt & Socransky[18] encontraram *E. corrodens* numa frequência significativamente mais elevada na periodontite localizada de início precoce.

Albandar et al[182] recuperaram *E. corrodens* igualmente em indivíduos com e sem a doença, e Mandell et al[177] referiram que 88% dos doentes com lesões em progressão eram positivos para *E. corrodens* em comparação com 38% com lesões inactivas.

Campylobacter rectus

C. rectus é um bastonete gram-negativo de movimento retilíneo. Lopez et al[46] referiram que a prevalência de *C. rectus* era significativamente mais elevada nos locais afectados do que nos locais não afectados em pacientes com periodontite localizada de início precoce.

Espiroquetas

A maioria dos estudos que investigaram o papel das espiroquetas utilizaram a microscopia para determinar a presença e ausência destes organismos e o seu tamanho. Estas técnicas não conseguem identificar com exatidão as espécies e são muito sensíveis à técnica, pelo que ainda existe alguma confusão quanto às formas envolvidas. Uma vez que as espécies de *Treponema* são muito difíceis de cultivar, poucos estudos descrevem os organismos ao nível da espécie. A aplicação das mais recentes técnicas moleculares neste domínio deverá fazer avançar a nossa compreensão do papel destes organismos. No entanto, utilizando predominantemente técnicas microscópicas, uma série de investigações sugere o seu envolvimento na periodontite localizada de início precoce.[183,184]

Espécies de Eubacterium

As espécies de *Eubacterium* são um grupo de bastonetes gram-positivos estritamente anaeróbios, regulares ou irregulares. São difíceis de cultivar e identificar, o que pode explicar a escassez de informação relativa à sua associação com a periodontite localizada de início precoce.

Outros

Os bastonetes anaeróbios de pigmentação negra foram cultivados a partir de amostras de placa bacteriana de doentes com periodontite localizada de início precoce, incluindo *P. loescheii* e *Prevotella melaninogenica,* embora haja muito pouca informação para descrever um papel para estas espécies nesta doença.[185,186] Curiosamente, parece haver um aumento de anaeróbios de pigmentação negra com a puberdade, o que pode explicar os níveis aumentados de espécies anaeróbias de pigmentação negra em doentes com periodontite localizada de início precoce.

Vírus

Ting et al[187] sugeriram que os vírus do grupo do herpes podem estar envolvidos na causa e/ou progressão da periodontite do adulto e da periodontite localizada de início precoce. Foram reunidas amostras de 11 indivíduos com periodontite localizada de início precoce, com idades compreendidas entre os 10 e os 23 anos, e foram examinadas para citomegalovírus humano, vírus Epstein - Barr e vírus herpes simplex por reação em cadeia da polimerase. Dos locais profundos, oito indivíduos foram positivos para o citomegalovírus humano, sete para o vírus Epstein-Barr-I, seis para o vírus herpes simplex e oito indivíduos apresentaram co-infeção por vírus herpes.

A prevalência do citomegalovírus humano nestes locais profundos foi significativamente diferente da dos locais superficiais. Além disso, a ativação do citomegalovírus humano estava relacionada com a ausência de lâmina dura alveolar crestal radiográfica, um possível indicador de progressão da doença. Os resultados revelam que a infeção pelo herpesvírus periodontal e a ativação do citomegalovírus humano constituem caraterísticas importantes da etiopatogénese da periodontite localizada de início precoce. É necessária uma investigação mais aprofundada do papel dos vírus nas doenças periodontais.

A MICROFLORA ORAL DAS CRIANÇAS

Existe pouca informação direta sobre o efeito da erupção da dentição decídua na aquisição dos microrganismos periodontais. Intuitivamente, seria de esperar que o aparecimento dos dentes e, subsequentemente, de uma fenda gengival que formasse um novo nicho ecológico para a colonização bacteriana, tivesse um efeito significativo, mas não temos conhecimento de quaisquer estudos que tenham abordado diretamente esta questão.

É possível que as fendas ao redor dos dentes decíduos não sejam um ambiente tão adequado (em termos de profundidade e anerobiose) para a colonização de organismos associados à doença periodontal, enquanto as fendas dos dentes permanentes fornecem esses determinantes de colonização. Alternativamente, as respostas imaturas do hospedeiro na criança podem ter uma influência na microflora.

A composição da flora da cavidade oral altera-se à medida que o hospedeiro cresce e amadurece.[188] Isto pode refletir a alteração das caraterísticas do hospedeiro, como a dieta, a maturidade do sistema imunitário, a puberdade e a erupção dos dentes decíduos e permanentes. Por exemplo, os adultos podem ter prevalências e proporções mais elevadas de *espécies de Fusobacterium, Eubacterium* e *Lactobacillus,* enquanto as crianças têm prevalências e proporções mais elevadas de espécies *de Leptotrichia, Capnocytophaga* e *Selenomonas.*

Um estudo longitudinal recente de Kononen et al[56] mostrou que as espécies *Veillonella* e o grupo *P. melaninogenica* são colonizadores precoces, estabelecendo-se nos primeiros 2 meses de vida. *F. nucleatum, Porphyromonas catoniae*, espécies de *Prevotella* não pigmentadas e *Leptotrichio* eram achados ocasionais aos 2 meses, mas eram achados frequentes ao 1 ano, com as espécies de *Capnocytophaga* a começarem a aumentar em número no final do primeiro ano.

Das espécies gram-negativas, apenas *Actinomyces* parece ser um colonizador precoce, com outras espécies anaeróbias gram-positivas presentes ocasionalmente. Uma vez estabelecidos, estes colonizadores precoces tendem a persistir na cavidade oral. Alaluusua et al[189] relataram que aproximadamente 10% das crianças periodontalmente e sistemicamente saudáveis eram positivas para *A. actinomycetemcomitans* quando o seu primeiro molar permanente erupcionou. Isto sugere que *o A. actinomycetemcomitans* pode estabelecer-se na cavidade oral entre os 5 e os 7 anos e que a erupção dos dentes permanentes proporciona um ambiente adequado para a colonização. *O P. gingivalis* foi encontrado com pouca frequência (menos de 5%) em crianças finlandesas saudáveis de 5 a 10 anos de idade utilizando a reação em cadeia da polimerase.

A MICROFLORA ORAL NA PUBERDADE

A puberdade parece ter um grande efeito na composição da flora periodontal, o que pode resultar de um pico na prevalência e gravidade da gengivite nesta idade ou do efeito das hormonas sexuais.[190]

Wojcicki et al[191] mostraram um aumento na proporção do total de unidades formadoras de colónias de anaeróbios gram-negativos desde a pré-puberdade até à puberdade e ao período pós-puberal. Também se verifica um aumento tanto do número como da percentagem de unidades formadoras de colónias de bastonetes anaeróbios de pigmentação negra da pré-puberdade para a puberdade e as percentagens de *P. intermedia, Capnocytophaga* e *E. corrdens* são mais elevadas na puberdade do que na pré-puberdade ou na pós-puberdade.

Curiosamente, a falta de higiene oral não foi a única explicação para a presença de algumas bactérias e também para a gravidade da gengivite. O aumento de bastonetes anaeróbios de pigmentação preta na puberdade sugere que um ambiente adequado é estabelecido nesta altura para estas espécies, especialmente

P.intermedia e *P. gingivalis*. Após a puberdade, e à medida que a idade aumenta, regista-se uma diminuição de *A. actinomycetemcomitans* e um aumento de *P. gingivalis*.

TRANSMISSÃO DE AGENTES PATOGÉNICOS PERIODONTAIS

Foi sugerido que a transmissão intra-familiar desempenha um papel importante na aquisição de organismos periodontais. Zambon et al[192] demonstraram que todos os indivíduos da mesma família que albergavam *A.actinomycetemcomitans* tinham o mesmo biótipo e serótipo. Gunsolley et al[193] demonstraram que a prevalência de *A. actinomycetemcomitans* em famílias com peridontite localizada de início precoce é muito semelhante e concluíram que o agrupamento familiar de peridontite de início precoce nestes pacientes e nas suas famílias se deveu à transmissão intrafamiliar desta estirpe particularmente virulenta. Estes estudos sugerem uma transmissão familiar de agentes patogénicos periodontais. Existem geralmente quatro vias aceites de transmissão bacteriana:

1) Contacto2   ) Veículo comum

3) Via aérea4   ) Através de um vetor

A infeção pode ser transmitida quando a fonte entra em contacto direto ou indireto com um possível hospedeiro. Pode tratar-se de uma transmissão de pessoa a pessoa, como é o caso das doenças sexualmente transmissíveis. Um veículo comum, como os alimentos e a água, pode disseminar o agente infecioso de uma única fonte para vários hospedeiros. Na transmissão por via aérea, os agentes infecciosos estão contidos em gotículas e espalham-se ao falar, espirrar e tossir. Por último, os agentes patogénicos podem ser transmitidos através de um vetor, um agente vivo, de um hospedeiro para outro.

O modo mais provável de transmissão de organismos periodontais é através da saliva. Tanto *o A. actinomycetemcomitans* como *o P. gingivalis* podem ser cultivados a partir de amostras salivares.[194] O contacto salivar ocorre frequentemente entre cônjuges, pais e filhos nos primeiros anos da infância e provavelmente entre crianças pequenas no jardim de infância. Outros métodos de transmissão são o contacto com as mucosas e através de objectos inanimados, como a partilha de uma escova de dentes, copo ou colher. A transmissão pode ocorrer de pais para filhos, verticalmente, ou de parceiro para parceiro ou de irmão para irmão, horizontalmente.[195,196]

Novas técnicas de análise molecular, como a análise de endonuclease de restrição ou o polimorfismo de comprimento de fragmento de restrição, melhoraram o conhecimento da transmissão intra-familiar de agentes patogénicos periodontais. Embora a transmissão entre cônjuges seja possível, parece que genótipos periodontais semelhantes não são particularmente comuns entre cônjuges, o que sugere que estas bactérias não são facilmente transmitidas na idade adulta, possivelmente porque uma flora oral estabelecida não aceita facilmente novas espécies. A colonização pode também depender do hospedeiro, das caraterísticas da bactéria transferida, dos números transferidos e dos métodos de recuperação.[197] Assim, a transmissão de agentes patogénicos periodontais nas famílias parece estar bem estabelecida. Os padrões familiares de doença resultarão de factores genéticos ou ambientais comuns entre os membros da família. Embora o padrão familiar da periodontite localizada de início precoce possa ser atribuído à transmissão intra-familiar de A.aetinomycetemcomitans, a distribuição da periodontite localizada de início precoce nas famílias é mal explicada apenas através de factores ambientais.

9. <u>DOENÇAS GENGIVAIS EM CRIANÇAS</u>

<u>Fibromatose Gengival (Fig. 4 (a &b)</u>

É também designada por fibromatose gengival hereditária, elefantíase gengival e macrogengivas congénitas. Aparece como um crescimento excessivo e difuso do tecido gengival, que é hereditário. É autossómica dominante e de tipo recessivo.

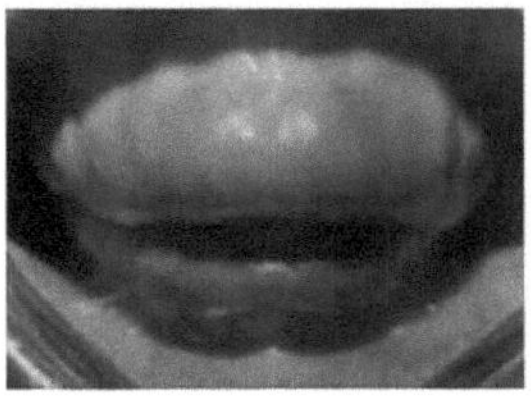 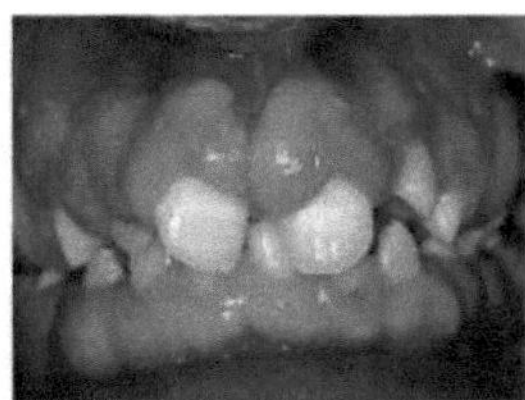

Fig. 4 (a) Fibromatose Gengival Fig. 4 (b)

<u>Caraterísticas clínicas:</u>

Idade; Pode estar presente à nascença ou tornar-se aparente com a erupção dos dentes decíduos ou permanentes.

<u>Aspeto:</u> Manifesta-se como um crescimento excessivo denso, liso, difuso ou nodular do tecido gengival de uma ou ambas as arcadas, que ocorre normalmente na altura da erupção dos dentes. Tem uma superfície caraterística em forma de seixos. Nalguns casos, a superfície tem um aspeto nodular.

<u>Cor:</u> O tecido é de cor normal ou pálida. Em alguns casos, pode parecer cor-de-rosa. **<u>Consistência:</u>** É frequentemente tão firme, coriáceo e denso que impede a erupção normal dos dentes.

<u>Sintomas:</u> Não é doloroso e não apresenta tendência para a hemorragia.

<u>Extensão:</u> Pode ser tal que a coroa dos dentes totalmente erupcionados pode ficar escondida.

<u>Importância:</u> O inchaço gengival denso e firme resulta num espaçamento entre os dentes e numa alteração do perfil e do aspeto facial.

Caraterísticas radiológicas: Na radiografia, pode estar presente uma perda óssea significativa. Ao mesmo tempo, os tecidos moles também são visíveis.

Caraterísticas histopatológicas: O epitélio está espessado com alongamento das rete pegs, embora a maior parte do tecido seja composta por tecido fibroso denso. Os feixes de fibras de colagénio são grosseiros e apresentam poucos fibroblastos ou vasos sanguíneos intercalados. As alterações mucóides no tecido fibroso são frequentes e, ocasionalmente, foi registada a presença de células gigantes. O epitélio de cobertura é geralmente ligeiramente acantótico e pode estar presente alguma hiperqueratose.

Papila retrocúspide (Fig. 5)

Trata-se de um pequeno nódulo elevado localizado na mucosa lingual das cúspides mandibulares.

Caraterísticas clínicas:

Idade/sexo: Extremamente comum em crianças entre os 8 e os 16 anos. Não há previsão de sexo.

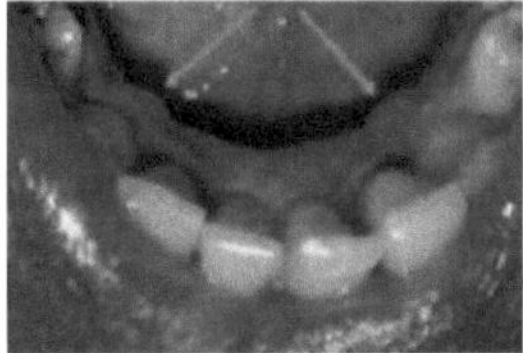

Fig. 5 Papila retrocúspide

Aspeto: É macio. Nódulo bem circunscrito, séssil, da mucosa, geralmente bilateral, está localizado lingualmente às cúspides mandibulares, entre a margem gengival livre e a junção mucogengival.

Tamanho: Geralmente tem uma dimensão de 2 a 4 mm.

Caraterísticas histopatológicas: A estrutura apresenta-se como uma etiqueta mucosa elevada, mostrando frequentemente uma ligeira hiperortoqueratose ou hiperparaceratose, com ou sem acantose. O tecido conjuntivo subjacente é altamente vascularizado e exibe grandes fibroblastos estrelados, bem como restos epiteliais ocasionais.

Epúlide congénita (Fig. 6)

É o crescimento da gengiva nos bebés.

Caraterísticas clínicas:

Idade/sexo: Ocorre em recém-nascidos e as mulheres são dez vezes mais afectadas do que os homens.

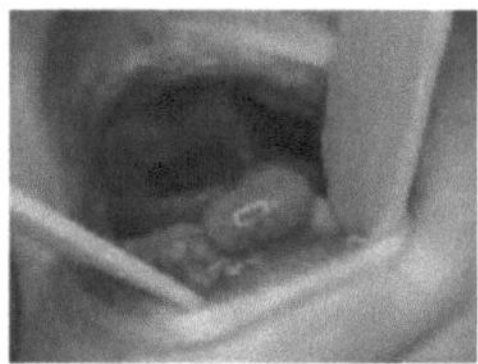

Fig. 6 Epúlide congénita

Local: A maxila é mais frequentemente afetada do que a mandíbula e a região anterior é mais frequentemente afetada do que a região posterior. Ocasionalmente, pode estar presente mais do que um crescimento.

Sintomas: O doente queixa-se de um inchaço suave.

Forma: O inchaço é redondo e oval, apresentando lobulação irregular.

Base: É pedunculada, mas pode ser séssil.

Tamanho: Menos de 1 a 1,5 cm de diâmetro, mas por vezes pode ser maior. A lesão maior pode sobressair da boca.

Caraterísticas histopatológicas: As células consistem em células grandes, estreitamente agrupadas sob o epitélio superficial, do qual estão separadas por uma zona estreita de tecido conjuntivo. As células são redondas ou poliédricas, ocasionalmente ovais ou alongadas. O citoplasma das células contém abundantes grânulos eosinofílicos finos. O núcleo é pequeno, vesicular e situado excentricamente com um núcleo central bem definido.

Inflamação gengival (Fig.7)

Pode ocorrer de forma aguda, subaguda ou crónica.

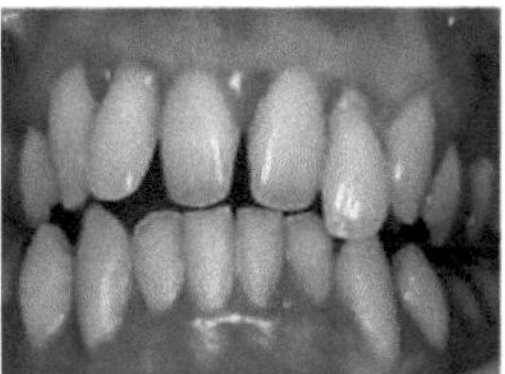

Fig. 7 Inflamação gengival

Caraterísticas clínicas:

Sintomas: Os primeiros sintomas da inflamação gengival são o aumento da produção de fluido gengival e o sangramento do sulco gengival à sondagem suave.

Cor: A gengiva torna-se mais vermelha quando há um aumento da vascularização ou quando o grau de queratinização epitelial é reduzido. A cor torna-se mais pálida quando a vascularização é reduzida e a queratinização é aumentada. A cor pode ser por vezes azul-avermelhada ou azul-escura, se tiver ocorrido estase venosa. A mudança de cor começa nas papilas interdentais, nas margens gengivais e espalha-se para a gengiva anexa.

Consistência: A consistência da gengiva pode ser esponjosa, que se forma com a pressão, e pode haver uma suavidade acentuada da gengiva. Pode haver um aumento da gengiva e pode levar a alterações no contorno da gengiva.

Caraterísticas histopatológicas: Revela uma infiltração do tecido conjuntivo por um número variável de linfócitos, monócitos e plasmócitos. Ocasionalmente, observam-se leucócitos polimorfonucleares, particularmente sob o epitélio crevicular, que não é queratinizado e é irregular. Encontra-se infiltrado por células inflamatórias e está frequentemente ulcerado. Os capilares do tecido conjuntivo podem estar ingurgitados e, por vezes, podem aumentar em número.

Tipos histopatológicos:

1. Lesão precoce: Surge quando, para além dos leucócitos polimorfonucleares,

aparece um infiltrado de linfócitos, plasmócitos e macrófagos.

2. Lesão estabelecida: Forma-se uma bolsa gengival e o infiltrado contém uma predominância de células plasmáticas e linfócitos; os polimorfos continuam a predominar no epitélio juncional.

Gengivite ulcerativa necrosante aguda (Fig. 8)

Trata-se de uma infeção oral endógena que se caracteriza pela necrose da gengiva. Os sinónimos são: boca de trincheira, infeção de Vincent, gengivite ulceromembranosa aguda, gengivite fusospirocetal e gengivite ulcerativa aguda.

Caraterísticas clínicas:

Idade: É frequente nos 16-30 anos de idade, mas pode ser observado em crianças de grupos socioeconómicos baixos, em países subdesenvolvidos.

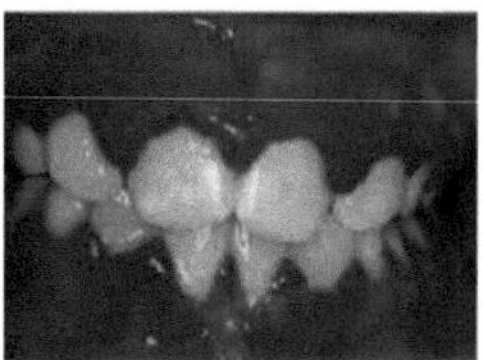

Fig. 8 Gengivite ulcerativa necrosante aguda

Sintomas: O início é súbito com dor, sensibilidade, salivação abundante e sabor metálico peculiar. Hemorragia espontânea do tecido gengival. Há perda do sentido do paladar e diminuição do prazer de fumar. O odor fétido típico acaba por se desenvolver, o que pode ser extremamente desagradável.

Sinais: Os dentes parecem estar ligeiramente extruídos e são sensíveis à pressão ou têm uma sensação de madeira. São ligeiramente móveis e o doente não consegue comer corretamente. A gengiva pode ficar superficialmente manchada de cor castanha. As papilas interdentais estão embotadas.

Aspeto: Uma lesão típica consiste em ulcerações necróticas perfuradas, semelhantes a crateras, que se desenvolvem mais frequentemente nas papilas interdentárias e na gengiva marginal. A remoção da lesão deixa a superfície crua.

A superfície da cratera gengival é coberta por uma lama pseudomembranosa cinzenta, demarcada da parte restante da mucosa gengival por um eritema linear pronunciado. Em alguns casos, pode desenvolver-se ulceração na bochecha, lábio, língua, palato e área da faringe. Se não for tratada, pode resultar na destruição progressiva do periodonto e na desnudação das raízes, acompanhada por um aumento da gravidade das complicações. Os gânglios linfáticos regionais estão aumentados. Pode ocorrer uma ligeira elevação da temperatura. Podem ocorrer complicações sistémicas como febre alta, aumento da frequência do pulso, perda de apetite e lassidão generalizada.

Classificação clínica de ANUG :

• **Estágio I** - Apenas as margens superiores das papilas interdentais são afectadas. Há uma tendência acentuada de sangramento à sondagem.

• **Fase II** - O processo espalha-se para a gengiva marginal com a caraterística destruição por perfuração.

• **Fase III** - A gengiva anexa é afetada, para além das papilas interdentárias e da gengiva marginal.

• **Estágio IV** - O processo necrosante resultou em desnudação do osso. **Caraterísticas histopatológicas:** Aparece como uma inflamação necrotizante aguda inespecífica da margem gengival envolvendo tanto o epitélio escamoso estratificado como o tecido conjuntivo subjacente. O epitélio superficial é destruído e substituído por uma rede pseudomembranosa de fibrina, células epiteliais necróticas, neutrófilos polimorfonucleares e vários tipos de microrganismos. O tecido conjuntivo subjacente é marcadamente hiperémico, com numerosos capilares ingurgitados e uma infiltração densa de PMN. Podem aparecer numerosas células plasmáticas na periferia do infiltrado. As caraterísticas únicas da gengiva nas crianças são as fendas interdentais, o espaçamento interdental e a papila retrocúspide.

Gengivite de erupção (Fig. 9)

A gengivite de erupção é frequentemente observada em crianças pequenas quando os dentes primários estão a erupcionar. Esta gengivite está frequentemente associada a uma erupção difícil, que desaparece depois de os dentes emergirem na cavidade oral.

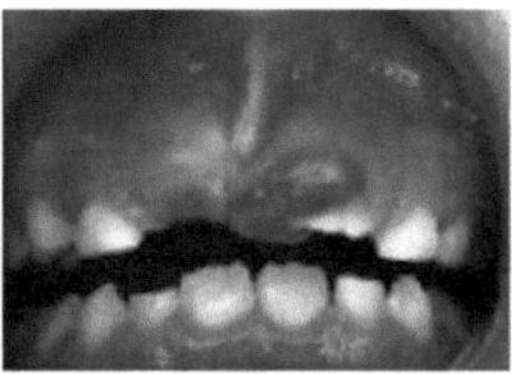

Fig. 9 Gengivite de erupção

O maior aumento na incidência de gengivite em crianças é frequentemente observado na faixa etária de 6 a 7 anos, quando os permanentes começam a erupcionar. Este aumento da gengivite aparentemente ocorre porque a margem gengival não recebe proteção do contorno coronal do dente durante a fase inicial da erupção ativa, e o contínuo impacto dos alimentos na gengiva causa o processo inflamatório. Os restos alimentares, o material alba e a placa bacteriana acumulam-se frequentemente à volta e por baixo do tecido livre, cobrem parcialmente a coroa do dente em erupção e causam o processo inflamatório. Esta condição inflamatória pode ser dolorosa e pode evoluir para uma pericoronite ou um abcesso pericoronário. A gengivite de erupção ligeira não requer qualquer tratamento para além de uma melhor higiene oral.

Gengivite associada a uma má higiene oral (Fig. 10)

O grau de limpeza dentária e a condição dos tecidos gengivais nas crianças estão relacionados. Além disso, a higiene bucal adequada e a limpeza dos dentes estão relacionadas com a frequência da escovagem e com o rigor com que a placa bacteriana é removida dos dentes.

A gengivite associada a uma má higiene oral é normalmente classificada como precoce, moderada ou avançada. A gengivite precoce é rapidamente reversível e pode ser tratada com um bom tratamento profilático oral, ou seja, boas técnicas de escovagem dos dentes e de utilização do fio dental, para manter os dentes livres de placa bacteriana.

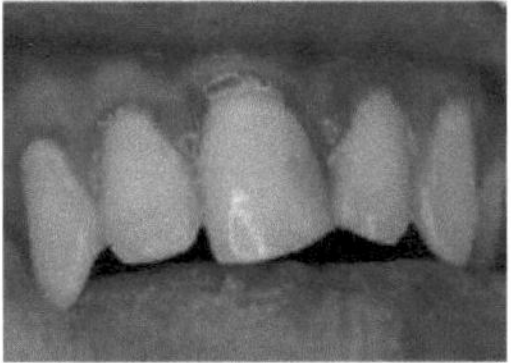

Fig. 10 Gengivite associada a uma má higiene oral

Doenças gengivais induzidas por vírus

Gengivoestomatite herpética aguda (Fig. 11)

É uma infeção viral da mucosa oral causada pelo vírus herpes simplex.

Ocorre mais frequentemente em bebés e crianças com menos de 6 anos de idade.

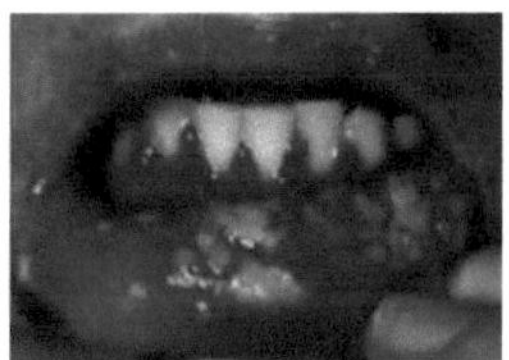

Fig. 11 Gengivoestomatite herpética aguda

Caraterísticas clínicas:

I.   Sinais e sintomas intra-orais

II.   Sinais e sintomas extra-orais

I. Os sinais intra-orais incluem:

1. A gengiva apresenta-se vermelha difusa, eritematosa, com um grau variável de edema e hemorragia gengival.

2. Na fase inicial, parecem ser vesículas cinzentas discretas e esféricas que envolvem a mucosa labial e bucal, o palato mole, a faringe e a língua,

aproximadamente após 24 horas, as vesículas rompem-se deixando úlceras dolorosas.

3. As úlceras parecem ser vermelhas, elevadas com margens semelhantes a auréolas e uma porção central deprimida amarelada ou branco-acinzentada.

4. A duração da doença é de 7 a 10 dias.

Sintomas orais:

1. Dor generalizada da cavidade oral, que interfere com o ato de comer e beber.

2. As vesículas rompidas são sensíveis ao toque, às alterações térmicas e aos alimentos.

11. Sinais e sintomas extra-orais e sistémicos:

1. Envolvimento dos lábios e da face (Herpes labial, "ferida fria")

2. Adenite cervical, febre de 101 a 105°F e mal-estar generalizado são comuns.

3. Os sintomas da doença desenvolvem-se subitamente e incluem mal-estar, irritabilidade e dores de cabeça.

Herpes Zoster (Fig. 12)

Organismo: O vírus varicela-zoster causa a varicela (varicela) como infeção primária auto-limitada que ocorre principalmente em crianças e a ativação posterior do vírus em adultos causa o herpes zoster (zona).

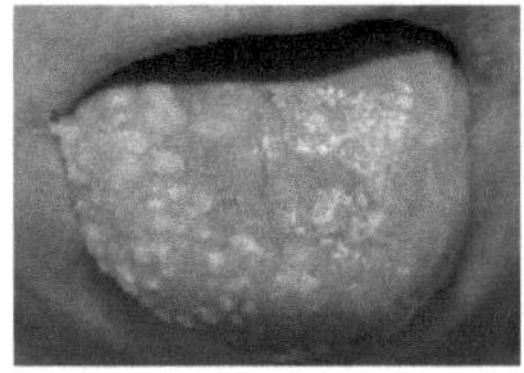

Fig. 12 Herpes Zoster

Aspeto: As úlceras intra-orais envolvem normalmente a gengiva, a língua e o palato. O diagnóstico é geralmente óbvio devido à ocorrência unilateral das lesões associadas a dor intensa. A cicatrização das lesões ocorre em 1-2 semanas.

Doença gengival de origem bacteriana

Mecanismos: Em raras ocasiões, quando microrganismos não relacionados com a placa bacteriana se sobrepõem à imunidade inata do hospedeiro, podem ocorrer gengivite e estomatite infecciosas em indivíduos imunocomprometidos ou não imunocomprometidos.

Organismo responsável: Estas infecções podem ser causadas por *Neisseria gonorrhoea, Treponema palladium, Streptococci, Mycobacterium chelonae* ou outros microrganismos.

Aspeto: As lesões manifestam-se como ulcerações vermelhas ardentes, edematosas e dolorosas, como cancros assintomáticos ou manchas de muco, ou como gengivite atípica não ulcerada e altamente inflamada. A biopsia complementada por um exame microbiológico revela a etiologia subjacente.

Doença gengival de origem fúngica

Candidíase: A infeção fúngica intra-oral mais comum é a candidíase, que é causada pela *Candida albicans,* a estirpe proteinase-positiva. Ocorre normalmente como consequência da redução das defesas do hospedeiro, da redução da secreção salivar, do tabagismo e do tratamento com corticosteróides e antibióticos de largo espetro. As caraterísticas clínicas mais comuns da infeção gengival por cândida são a vermelhidão da gengiva aderente, frequentemente associada a uma superfície granulosa. O diagnóstico da infeção por cândida pode ser feito com base numa cultura, num esfregaço e numa biopsia.

Eritema gengival linear: É considerado uma manifestação gengival de imunossupressão caracterizada por uma banda eritematosa linear distinta limitada à gengiva livre. Não há perda de inserção ou formação de bolsas e a lesão não responde aos métodos convencionais de controlo da placa bacteriana e a uma melhor higiene oral.

Histoplasmose: É uma doença granulomatosa causada pelo histoplasma capsulatum. As manifestações clínicas incluem histoplasmose pulmonar aguda ou crónica. As lesões orais iniciam-se como nodulares ou papilares e mais tarde podem tornar-se ulcerativas, dolorosas e com perda de tecido gengival. Por vezes são granulomatosas e o aspeto clínico pode assemelhar-se a um tumor maligno. O diagnóstico baseia-se na aparência clínica, histopatologia e/ou cultura.

Aumentos gengivais induzidos pela puberdade (Fig. 13)

Está normalmente associada a um tipo de inflamação.

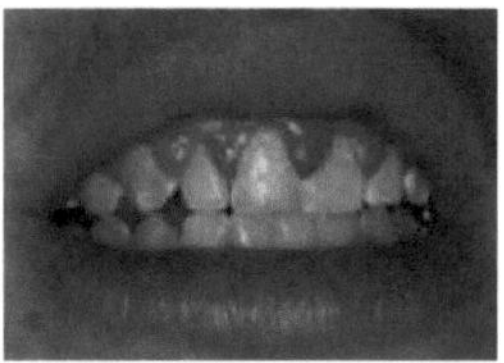

Fig. 13 Aumentos gengivais induzidos pela puberdade

Caraterísticas clínicas:

Idade e sexo: Ocorre em ambos os sexos, homens e mulheres, no grupo etário pubertário.

Local: Envolve principalmente a gengiva marginal e interdental. Aparece também em zonas de irritação local.

Aspeto: Caracteriza-se por papilas interproximais bulbosas proeminentes. Por vezes, apenas a gengiva facial está aumentada, uma vez que a ação mecânica da língua impede uma forte acumulação de irritantes locais na superfície lingual.

Caraterísticas histopatológicas: A imagem microscópica é a de células inflamatórias crónicas com edema proeminente e alterações degenerativas associadas.

Aumento inflamatório crónico (Fig. 14)

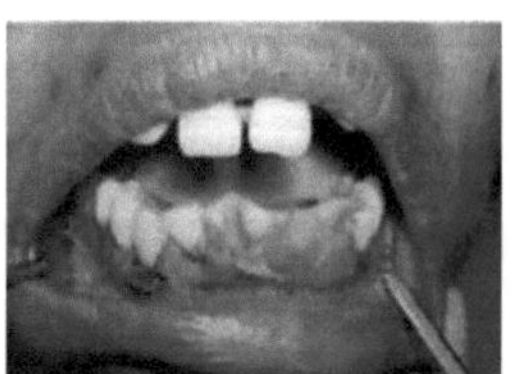

Etiologia:

* **Factores locais:** Pode ser causada pela exposição prolongada à placa dentária, que pode ocorrer devido a uma má higiene oral, relação anormal dos dentes adjacentes e opostos, falta de função dentária, margens salientes da restauração dentária e restauração dentária ou pônticos com contornos inadequados. Impactação de alimentos, irritação de fechos ou áreas de sela de próteses removíveis e obstrução nasal.

* **Hábitos:** A respiração bucal, por exemplo, pode causar o aumento da gengiva, que é mais comum na região anterior.

Caraterísticas clínicas:

Local: O aumento é geralmente papilar ou marginal e localizado ou generalizado.

Aspeto: Origina-se como um ligeiro balonamento da papila interdentária ou da gengiva marginal. No início, produz uma protuberância semelhante a um salva-vidas à volta dos dentes envolvidos. Aumenta de tamanho, até cobrir uma parte da coroa.

Cor: A lesão pode ser vermelho escuro ou vermelho azulado. São moles e friáveis, com uma superfície lisa e brilhante e tendência para sangrar.

Evolução: Progride lentamente e sem dor, a menos que seja complicada por infeção aguda ou traumatismo. Por vezes, os aumentos podem ocorrer como uma massa discreta, séssil ou pedunculada, semelhante a um tumor. Podem sofrer uma redução espontânea do tamanho, seguida de exacerbação e aumento contínuo. Ocorre ulceração dolorosa entre a massa e a gengiva adjacente.

Caraterísticas histopatológicas: Existem caraterísticas proliferativas de inflamação crónica. A lesão pode conter uma preponderância de células inflamatórias com ingurgitamento vascular.

Aumento inflamatório agudo ou abcesso gengival

Resulta do transporte de bactérias para o interior do tecido, quando uma substância estranha, como as cerdas de uma escova de dentes, um pedaço de caroço de maçã ou um fragmento de casca de lagosta, é introduzida à força na gengiva.

Caraterísticas clínicas:

Local: Limita-se à gengiva marginal ou à papila interdentária.

Início: É uma lesão localizada, dolorosa e de expansão rápida, normalmente de início súbito.

Aspeto: Nas fases iniciais. Apresenta-se como uma tumefação vermelha com uma superfície lisa e brilhante. No espaço de 24 a 48 horas, a lesão torna-se normalmente flutuante e pontiaguda com um orifício superficial, a partir do qual pode sair um exsudado.

Dentes: Os dentes adjacentes são sensíveis à percussão. Caraterísticas histopatológicas: consiste num foco purulento no tecido conjuntivo, rodeado por uma infiltração difusa de leucócitos polimorfonucleares, tecido edematoso e ingurgitamento vascular.

Influência de medicamentos Alargamentos gengivais

Dilantin Sódico (Fig. 15)

O Dilantin sódico é um medicamento anticonvulsivo, utilizado no controlo de crises epilépticas. A fenitoína (Dilantin), um importante agente anticonvulsivo utilizado no tratamento da epilepsia, foi introduzida pela primeira vez em 1938 por Merrit e Putnam.[198] Graus variáveis de hiperplasia gengival são um dos efeitos secundários da terapêutica com fenitoína. A incidência de sobrecrescimento gengival induzido pela fenitoína (PIGO) em doentes submetidos a terapêutica prolongada com fenitoína foi registada como variando entre 0% e 95%.

As primeiras investigações mostraram um aumento do número de fibroblastos nos doentes que receberam dilantina, pelo que a doença foi designada como hiperplasia dilantínica, mas atualmente é conhecida como crescimento gengival excessivo induzido pela fenitoína (PIGO). Existe uma relação entre a higiene oral.[50] O PIGO, quando se desenvolve, começa a aparecer logo 2·a 3 semanas após o início da terapia com fenitoína e atinge o pico aos 18 a 24 meses.

Caraterísticas clínicas:

Início: A hiperplasia gengival pode ter início logo após duas semanas de tratamento com dilantina.

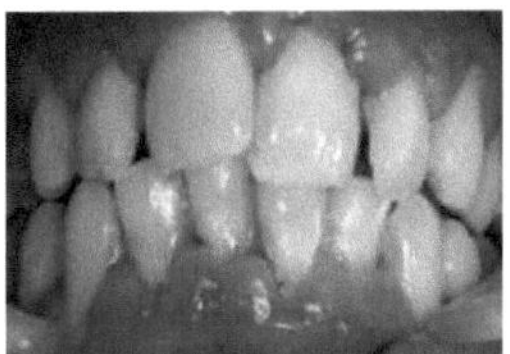

Fig. 15 Dilatin sodium Alargamentos gengivais

Localização: A hiperplasia é generalizada por toda a boca, mas é mais grave na região anterior da maxila e da mandíbula.

Aspeto: A primeira alteração observada é um aumento indolor da gengiva em forma de grânulo, começando com uma ou duas papilas interdentais. A superfície da gengiva mostra um aumento do pontilhado e, finalmente, uma superfície em forma de couve-flor, verruga ou seixos. À medida que o aumento aumenta, o tecido gengival torna-se lobulado e observam-se fendas entre cada gengiva aumentada.

Palpação: A palpação revela que o tecido é denso, resistente e insensível. Apresenta pouca tendência para sangrar.

Importância: Podem desenvolver-se de forma maciça, cobrindo uma porção considerável da coroa. Podem interferir com a oclusão. A presença de um aumento dificulta o controlo da placa bacteriana, resultando num processo inflamatório secundário que complica a hiperplasia gengival. Na hiperplasia associada à Dilantina sódica, a presença de placa dentária não parece iniciar o alargamento. Estudos adicionais demonstraram que os procedimentos de higiene oral podem limitar a gravidade da lesão, mas não são capazes de, por si só, levar a uma reversão da condição.

Ciclosporina (Fig. 16)

É um potente agente imunossupressor utilizado para prevenir a rejeição de transplantes de órgãos e para tratar várias doenças de origem autoimune.

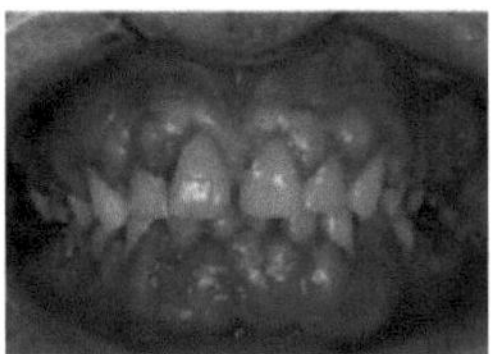

Fig.16 Ampliações gengivais com ciclosporina

Caraterísticas clínicas:

Clinicamente, é semelhante à induzida pela Dilantina.

Localização: O crescimento começa nas papilas interproximais, mais frequentemente nas áreas anteriores da face, cobrindo parcialmente a coroa.

Aspeto: O tecido é geralmente cor-de-rosa, denso e resistente, com superfície pontilhada ou granular e pouca tendência para sangrar.

Nifedipina (Fig. 17)

Ação: É um bloqueador dos canais de cálcio que induz a dilatação direta das artérias coronárias e arteríolas, melhorando o fornecimento de oxigénio aos músculos do coração. É utilizado no tratamento da insuficiência coronária aguda e crónica.

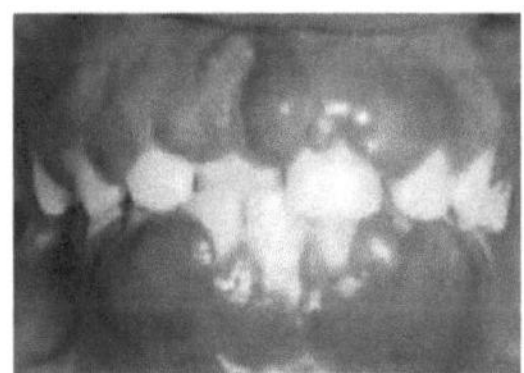

Fig. 17 Aumentos gengivais com nifedipina

O sobrecrescimento gengival ocorre em 20% dos casos. As caraterísticas clínicas e histológicas são as mesmas que as observadas na hiperplasia dilatina.

Recessão gengival localizada (Fig. 18)

Pode ser observada à volta de dentes individuais ou de grupos de dentes. A recessão pode ser observada na presença ou ausência de gengiva inflamada, dependendo dos irritantes locais. Em crianças, a posição do dente na arcada é a causa mais importante, por exemplo, dentes posicionados labialmente, inclinados ou rodados e mordida aberta anterior, a recessão pode ser uma fase de transição na erupção do dente e pode corrigir-se por si própria ou pode ser necessário realinhar o dente ortodonticamente.

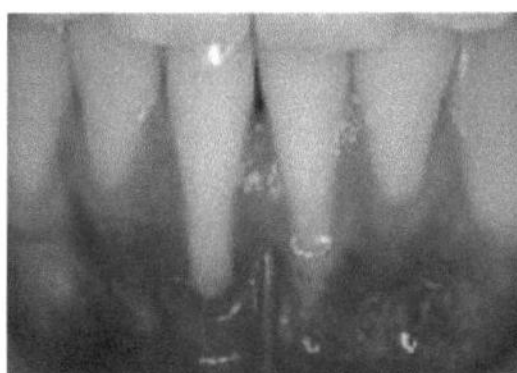

Fig. 18 Recessão gengival localizada

Tipos de recessão gengival (por Miller)[1]

Classe I: A recessão dos tecidos marginais não se estende à junção mucogengival. Não há perda de osso interdentário ou de tecido mole.

Classe II: Recessão do tecido marginal que se estende até ou para além da junção mucogengival, não há perda de osso ou tecido mole na área interdentária.

Classe III: Recessão dos tecidos marginais que se estende até ou para além da junção mucogengival; além disso, existe perda óssea e/ou de tecidos moles na área interdentária ou existe um mau posicionamento dos dentes.

Classe IV: Recessão dos tecidos marginais que se estende até ou para além da junção mucogengival com perda grave de tecido mole ou osso interdentário e/ou mau posicionamento grave dos dentes.

Gengivite faciosa (gengivite artefacta)

É de dois tipos:

Forma maior e forma menor

A forma ligeira resulta da fricção ou apalpação da gengiva com a unha (habitual). A forma major é mais grave e envolve os tecidos periodontais mais profundos (causas psicológicas).

Gengivite marginal crónica (Fig. 19)

É o tipo mais comum de doença gengival na infância. As alterações da cor gengival e o inchaço parecem ser expressões mais comuns da gengivite em crianças do que a hemorragia e o aumento da profundidade da bolsa.

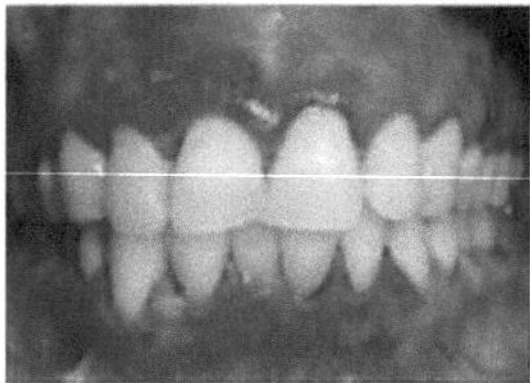

Fig.19 Gengivite crónica marginal

Etiologia:

A placa bacteriana e o cálculo são as causas mais comuns. Nas crianças, certas condições predispõem à gengivite, incluindo

a. A gengivite associada à erupção dentária é designada por gengivite de erupção.

b. Dentes decíduos parcialmente esfoliados e soltos causam frequentemente gengivite.

c. A gengivite ocorre mais frequentemente à volta dos dentes mal posicionados.

d. A gengivite aumenta em crianças com sobremordida e sobressaliência excessivas, respiração bucal e obstrução nasal.

e. Verifica-se uma maior prevalência e gravidade da gengivite e do aumento da gengiva no período circum-púbere. Esta forma de gengivite tem sido designada por gengivite pubertária. Pode haver um aumento da gengiva como resultado de alterações hormonais que aumentam a resposta dos tecidos aos irritantes locais.

Estas alterações inflamatórias podem persistir durante o tempo em que o dente primário está na boca e, com a esfoliação, podem tornar-se mais graves. Estas lesões inflamatórias são normalmente não destrutivas e não progridem para a perda de inserção. A acumulação de placa bacteriana nas crianças é provavelmente mais rápida do que nos adultos, mas a resposta do hospedeiro não é geralmente tão intensa. O cálculo, pelo contrário, é encontrado com menos frequência nas crianças do que nos adultos, mas aumenta gradualmente à medida que a criança entra na adolescência.

Lesão traumática da gengiva (Fig. 20)

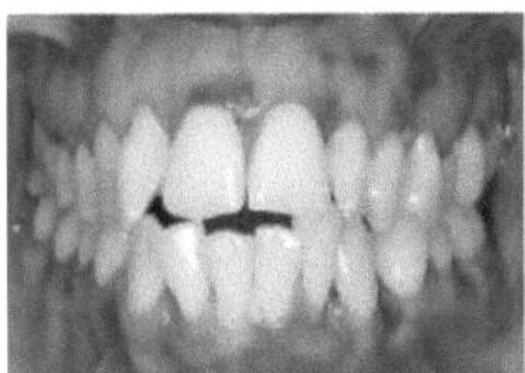

Fig.20 Lesão traumática da gengiva

Lesões químicas: Foram registadas lesões químicas devidas a vários agentes. A descamação da mucosa induzida pela clorexidina, o "bum" do ácido acetilsalicílico (bum" da aspirina), o "bum" da cocaína, a descamação da mucosa devido a detergentes dentários, a necrose da gengiva devido à utilização de paraformaldeído são exemplos disso.

Lesões físicas: Podem ocorrer lesões físicas na gengiva devido a forças de escovagem pesadas, à elevada abrasividade do dentífrico e ao movimento horizontal da escovagem. Uma escovagem demasiado zelosa também pode causar danos na papila interdentária.

Lesão factícia: As lesões factuais que levam à recessão gengival podem ocorrer devido a picadas ou arranhões na gengiva com a unha ou alfinetes, piercings orais ou uso excessivo de palitos.

Lesões térmicas: Podem ocorrer queimaduras térmicas extensas na mucosa oral, especialmente na mucosa palatina e labial, devido a bebidas quentes, pizza, queijo derretido. As lesões podem ser dolorosas, eritematosas ou com uma superfície revestida de lama. Podem também formar-se vesículas e, por vezes, podem apresentar-se como ulceração, petéquias ou erosão.

Reação de corpo estranho

Outro tipo de reação tecidular é observado quando materiais estranhos são incorporados no tecido conjuntivo gengival devido a ulceração epitelial. O exemplo mais comum é a tatuagem de amálgama. Por vezes, a mastigação de paus pode introduzir um pedaço de pau na gengiva, produzindo uma reação inflamatória.

DOENÇAS PERIODONTAIS EM CRIANÇAS

Periodontite pré-púbere

Etiologia:

As evidências existentes indicam que a periodontite pré-púbere tende a ocorrer em famílias.

A periodontite pré-púbere ocorre em formas localizadas e generalizadas

Periodontite pré-púbere localizada

Caraterísticas clínicas:

Idade: O início é aproximadamente aos 14 anos.

Sexo: As mulheres são mais propensas do que os homens

Aspeto: Os níveis de placa bacteriana são normalmente baixos. A perda óssea alveolar é rápida. Apenas alguns dentes são afectados; o padrão de envolvimento ainda não está determinado. Os tecidos gengivais podem apresentar pouca ou nenhuma inflamação. A destruição não é tão rápida como na forma generalizada. Os defeitos funcionais estão presentes nos neutrófilos ou nos monócitos, mas não em ambos. A otite média recorrente não é um achado frequente e normalmente não há história de infecções frequentes.

Caraterísticas histológicas: Foi relatado um defeito nas funções dos neutrófilos ou monócitos.

Periodontite pré-púbere generalizada

Aspeto: Toda a largura da gengiva aderida parece ser de um vermelho ardente. Observa-se hiperplasia gengival, formação de fendas e recessão. Está presente um envolvimento sistémico, como infecções bacterianas recorrentes. Está presente uma inflamação extremamente aguda com proliferação da gengiva. Verifica-se uma destruição muito rápida do osso alveolar e da gengiva. Observam-se defeitos funcionais profundos dos neutrófilos e monócitos do sangue periférico; os neutrófilos estão ausentes do tecido gengival. A contagem de glóbulos brancos no sangue periférico está acentuadamente elevada. A otite média e as infecções da pele e das vias respiratórias superiores são achados frequentes. Todos os dentes primários são afectados; a dentição permanente pode ou não ser afetada.

Caraterísticas histológicas: Defeitos nos leucócitos polimorfonucleares e monócitos.

Periodontite juvenil (Fig. 21)

A definição foi dada por Baer,[1] que a descreveu "como uma doença do periodonto que ocorre em adolescentes saudáveis e que se caracteriza por uma rápida perda de osso alveolar à volta de mais do que um dente da dentição permanente. Ela existe em duas formas:

a. Localizado

b. Generalizado.

O termo "periodontite juvenil" foi substituído por "periodontite agressiva". Lang et al[25] no ano de 1999 apresentou algumas caraterísticas para o diagnóstico desta categoria de periodontite. Ele disse que 3 caraterísticas tinham que estar presentes em cada caso.

(Caraterísticas principais):

a)   Perda rápida de ligação

b)   Historial médico não contributivo

c)   Agregação familiar de casos

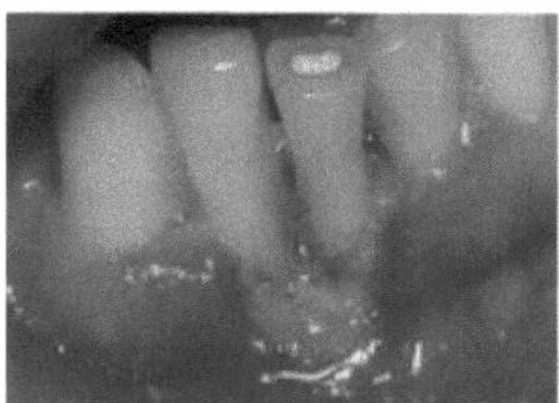

Fig. 21 Periodontite juvenil

Caraterísticas clínicas da periodontite juvenil localizada (PJL)

Distribuição por idade e sexo: Entre os 11-15 anos, alguns estudos mostram uma predileção por doentes do sexo feminino.

Distribuição das lesões: São observados três tipos de envolvimento:

a.   Primeiro molar e/ou incisivos

b.   Primeiro molar e/ou incisivos com dentes adicionais (não excedendo 14 dentes) c. Envolvimento generalizado

Aspeto: A caraterística mais marcante é a ausência de inflamação clínica, apesar da presença de bolsas periodontais profundas. Observa-se uma pequena quantidade de placa bacteriana que raramente se mineraliza e se transforma em cálculo. Os sintomas iniciais mais comuns são a mobilidade e a migração dos incisivos e dos primeiros molares. Classicamente, ocorre uma migração distolabial dos incisivos superiores com formação de diastema.

No caso da PLJ, a distribuição clássica é o envolvimento dos primeiros molares e incisivos, com menor distribuição na área dos pré-molares e das cúspides. As razões podem ser:

1. Produção de anticorpos opsonizantes contra *A. actinomycetemcomitans*.

2. As bactérias antagonistas de *A. actinomycetemcomitans* podem desenvolver-se, diminuindo assim o número de locais de colonização.

3. *A. actinomycetemcomitans* pode perder a sua capacidade de produção de leucotoxinas por razões desconhecidas.

4. A localização das lesões também pode ser devida ao defeito na formação do cemento [cemento hipoplásico/aplásico].

Achados radiográficos:

1. A perda óssea vertical/angular à volta dos primeiros molares e incisivos em adolescentes saudáveis é um sinal de diagnóstico da periodontite juvenil clássica. Observa-se uma perda de osso alveolar em forma de arco que se estende desde a superfície distal do 2º pré-molar até à superfície mesial do 2º molar.

2. São observados padrões simétricos bilaterais de perda óssea [padrão de imagem em espelho]. **Achados imunológicos:** Uma grande proporção de doentes (70%) com PLJ tem um defeito na quimiotaxia dos PMN, que é associada às células, e uma fagocitose deprimida dos PMN, que é associada ao soro. Os PMN apresentam receptores de superfície celular reduzidos para os factores quimiotácticos polipeptídicos sintéticos. A N-formilmetionilfenilalanina e o fator de complemento C_{5a} também apresentam quantidades reduzidas de glicoproteínas de superfície GP 110, que é importante para a resposta quimiotáctica.

Caraterísticas clínicas da GJP:

Idade: Diagnosticada entre os 20 e os 30 anos.

Aspeto: A perda óssea generalizada grave é a caraterística. Esta pode ser restrita à arcada superior ou inferior. Os doentes com GJP apresentam frequentemente um bom controlo da placa bacteriana e a extensão da perda óssea não é proporcional ao nível de higiene oral.

Periodontite ulcerativa necrosante (Fig. 22)

Ocorre após episódios repetidos e prolongados de gengivite ulcerativa necrosante. Pode estar associada à SIDA.

Caraterísticas clínicas:

O infiltrado inflamatório nas lesões da UANG pode estender-se ao osso subjacente, resultando numa cratera profunda como lesão óssea, mais frequentemente localizada na área interdentária. Existe a presença de uma cratera óssea interdentária profunda, mas não são encontradas bolsas profundas convencionais, porque o carácter ulcerativo e necrosante das lesões gengivais destrói o epitélio juncional; o mecanismo de remoção do aprofundamento da bolsa. A ulceração é um achado frequente neste tipo de periodontite.

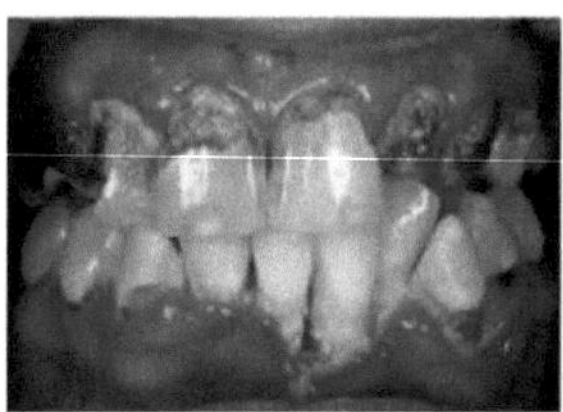

Fig. 22 Periodontite ulcerosa necrosante

Periodontite associada a síndromes

Síndrome de Papillon - Lefevre (Fig. 23 a, b & c)

Trata-se de uma doença hereditária autossómica recessiva causada por uma perturbação do cromossoma 11.

a.   Caracteriza-se por lesões cutâneas hiperqueratóticas e destruição grave do periodonto.

b.   Estas alterações podem surgir antes dos 4 anos de idade.

c.   As lesões cutâneas caraterísticas são a hiperqueratose de áreas localizadas nas palmas das mãos e nas vendas, joelhos e cotovelos.

d.   O envolvimento periodontal inclui alterações inflamatórias precoces que levam à perda óssea e à esfoliação dos dentes. Os dentes primários perdem-se por volta dos 5 ou 6 anos de idade. A dentição permanente erupciona normalmente, mas em poucos anos os dentes permanentes também se perdem.

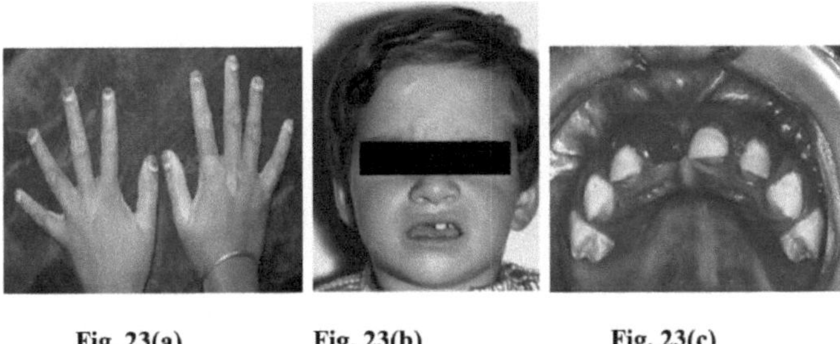

Fig. 23(a)   Fig. 23(b)   Fig. 23(c)

Síndrome de Papillon - Lefevre

Síndrome de Ehler-Danlos (Fig. 24 a, b & c)

Trata-se de uma doença hereditária que afecta os tecidos conjuntivos. O defeito está na biologia molecular do colagénio, mas a natureza do defeito é desconhecida. A síndrome recebeu o nome de dois clínicos que descreveram a mobilidade excessiva das articulações, a hiperextensibilidade da pele, a facilidade de contusão e as cicatrizes peculiares que ocorrem após feridas na pele.

Caraterísticas clínicas:

Manifestações orais e periodontais: A mucosa oral, os tecidos gengivais, os dentes e as articulações temporomandibulares podem ser afectados pela síndrome de Ehlers-Danlos.

Mucosa oral:

- É frequentemente frágil e suscetível de sofrer contusões.

- A hemorragia pós-extração pode ser um problema, devido à fragilidade dos vasos sanguíneos e a defeitos nos tecidos conjuntivos de suporte.

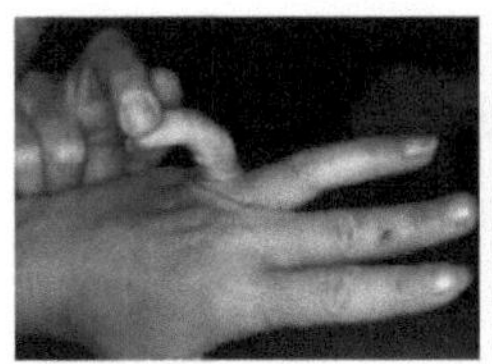 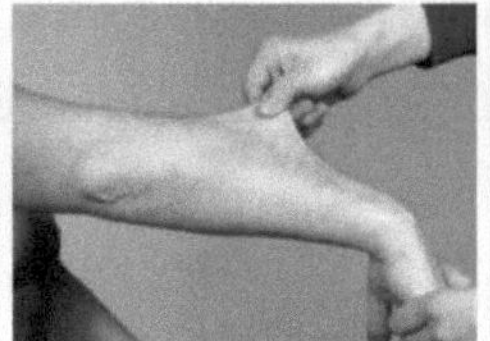 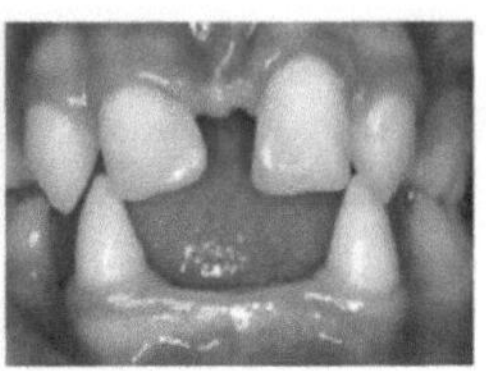

Fig. 24(a)   Fig. 24(b)   Fig. 24(c)

Síndrome de Ehler-Danlos

Tecidos gengivais:

*   Estes são frequentemente frágeis e sangram facilmente com a escovagem dos dentes. Algumas formas de síndroma de Ehler-Danlos (tipo VII) apresentam uma destruição periodontal avançada

Dentes:

*   Os dentes presentes são frágeis e podem fraturar-se facilmente.

ATM:

*   Foram registadas subluxações das articulações temporomandibulares.

Síndrome de Down (Mongolismo, Trissomia 21) (Fig. 25 a, b & c)

É uma doença congénita causada por uma anomalia cromossómica e caracterizada por deficiência mental e atraso de crescimento.

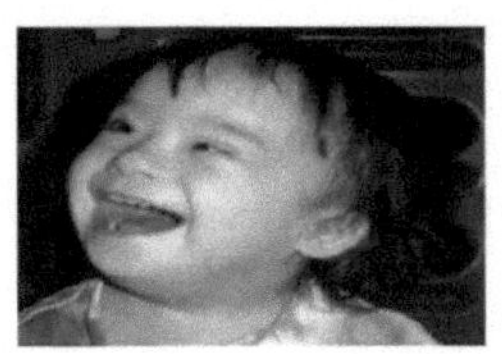 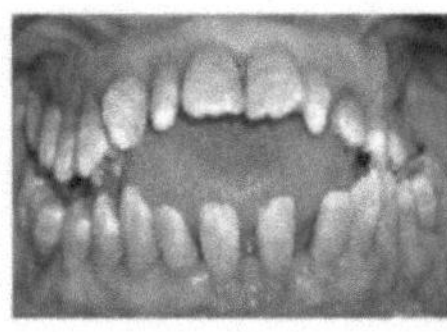 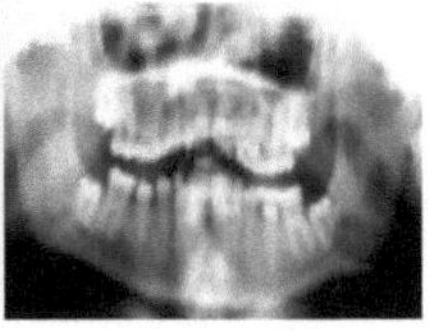

Fig.25(a)   Fig.25(b)   Fig. 25(c)

Síndrome de Down

Caraterísticas clínicas:

*   Os achados orais incluem a presença de placa bacteriana, cálculo, outros irritantes locais, por exemplo, diastema, apinhamento dos dentes, fixação elevada

do frénulo e má oclusão.

• A doença periodontal na síndroma de Down inclui a formação de bolsas periodontais profundas associadas à acumulação de placa bacteriana e gengivite moderada, geralmente generalizada, mas mais grave na região anterior inferior (pode dever-se à elevada fixação frenal). As lesões necrotizantes agudas também são comuns.

Foram propostos dois factores para explicar a elevada prevalência e a maior gravidade da destruição periodontal na síndrome de Down.

1. Redução da resistência às infecções devido à má circulação (sobretudo periférica).

2. Defeito na maturação das células T e na quimiotaxia dos leucócitos polimorfonucleares.

Síndrome de Chediak-Higashi (síndrome C-H) (Fig.26)

Esta é uma síndrome rara caracterizada por infecções bacterianas recorrentes. Apresenta ulceração oral e periodontite rapidamente destrutiva.

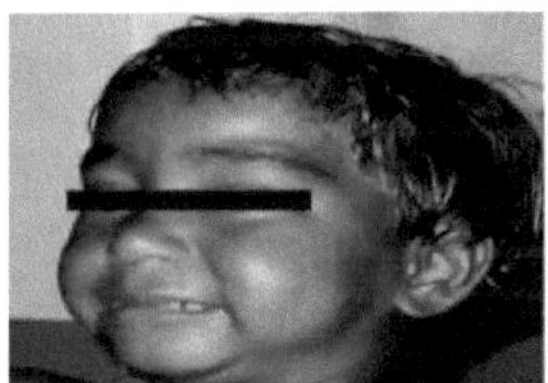

Fig. 26 **Síndrome de Chediak-Higashi**

Trata-se de uma doença esquelética familiar rara caracterizada por raquitismo, má formação do crânio, perda imatura da dentição primária - particularmente dos incisivos. Os doentes apresentam níveis baixos de fosfatases alcalinas séricas. Os dentes são perdidos sem evidências clínicas de inflamação gengival e apresentam reduzida formação de cemento.

Deficiência de adesão de leucócitos

Estes casos são raros e começam durante ou imediatamente após a erupção dos dentes decíduos. Verifica-se uma inflamação aguda extrema e uma proliferação dos tecidos gengivais com uma rápida perda óssea. Observam-se defeitos profundos nos neutrófilos e monócitos do sangue periférico, pelo que estão ausentes nos tecidos gengivais. Os doentes com doença de adesão leucocitária também têm infecções frequentes do trato respiratório e, por vezes, otite média.

Hipofosfatasia (Fig.27)

Trata-se de uma doença genética rara que se manifesta por dores ósseas com fracturas espontâneas, lesões ósseas do tipo raquitismo durante a infância, resistentes ao tratamento com vitamina D, e perda prematura dos dentes decíduos.

Caraterísticas clínicas: A doença ocorre nas formas grave e ligeira e são reconhecidos pelo menos três tipos. O tipo infantil aparece pela primeira vez entre o nascimento e os 6 meses de idade. O tipo infantil aparece entre os 6 e os 14 meses de idade e o tipo adulto manifesta-se durante a infância e, radiograficamente, são observadas radiolucências ósseas.

A doença é caracterizada por uma mineralização anormal dos tecidos ósseos e dentários e manifesta-se normalmente pela esfoliação prematura dos dentes decíduos. Aproximadamente 75% dos pacientes com esta doença apresentam esfoliação prematura dos dentes decíduos, que é o primeiro sinal clínico da doença. Apenas os dentes decíduos e caninos são afectados e os dentes permanentes são normalmente normais.

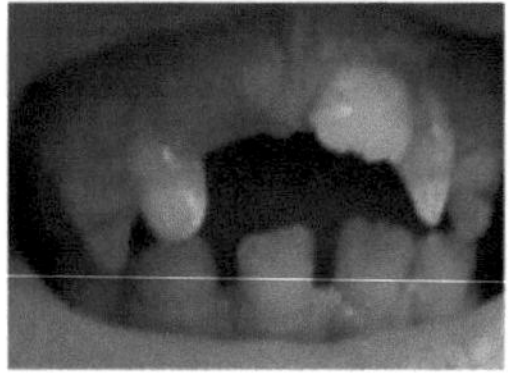

Fig. 27 Hipofosfatasia

Histiocitose X

As histiocitoses das células de Langerhans estão associadas a uma proliferação semelhante a um tumor, mas não existem provas suficientes para as considerar como verdadeiramente neoplásicas. Existe um consenso geral de que se trata de doenças reactivas em que a proliferação das células de Langerhans resulta de perturbações na imunoregulação. No passado, estas doenças eram designadas por histiocitose X e subdividiam-se em três variantes: Granuloma eosinofílico, doença de Hand Schuller Christian e doença de Letterer Siwe. No entanto, muitas investigações confirmaram que se trata de entidades distintas.

A etiologia e a patogénese das doenças permanecem indefinidas. A célula em proliferação em todas as três variantes é a célula de Langerhans de origem medular, que se encontra normalmente na epiderme. Estas células resultam de uma perturbação reticuloendotelial proliferativa e não de uma deficiência enzimática que envolva o catabolismo dos lípidos, o que torna necessária a sua separação das verdadeiras doenças de armazenamento de lípidos.

Não se considera que a Histiocitose X tenha um fundo genético. As manifestações orais da Histiocitose X são lesões necrotizantes ulcerativas da gengiva, exposição radicular, aumento da mobilidade dos dentes, halitose, áreas osteolíticas do osso alveolar no exame radiográfico, dando a aparência de dentes flutuantes.

Neutropenia cíclica

Foram descritas várias formas de neutropenia associadas à doença periodontal. A variedade cíclica parece ser o tipo mais frequentemente encontrado na literatura dentária. O desaparecimento dos neutrófilos ocorre periodicamente, aproximadamente a cada 3 semanas. Após 5 a 8 dias, os neutrófilos começam a reaparecer. É herdada como uma doença autossómica recessiva.

Caraterísticas clínicas:

Estes doentes apresentam sintomas periódicos, incluindo lesões cutâneas e infecções do ouvido. É relatado que as ulcerações das membranas mucosas, a estomatite grave e uma neutropenia profunda se desenvolvem durante períodos recorrentes de 14 a 24 dias (média de 21). Estes estados neutropénicos são geralmente acompanhados ou ligeiramente precedidos por uma monocitose.

Podem não ser observados padrões normais de ciclos de aproximadamente 21 dias, mas em alguns doentes com neutropenia cíclica, os ciclos podem ter-se tornado progressivamente mais curtos com períodos de elevação dos neutrófilos.

As gengivas papilares e marginais anexas estão aumentadas, edematosas e eritematosas e sangram facilmente a uma provocação suave. Existe uma inflamação extrema com proliferação da gengiva marginal acompanhada por uma formação de fissura e recessão; os antibióticos são ineficazes e a reabsorção óssea progride rapidamente até ao ápice dos dentes. Durante a fase neutropénica, ocorre doença e destruição periodontal e, durante a fase não neutropénica, a saúde oral regressa. Em geral, a destruição excede a reparação e a perda de osso alveolar contribui para uma esfoliação precoce dos dentes.

Índices utilizados para as doenças gengivais e periodontais
Índices:[199]

São os valores numéricos que descrevem o estado relativo da população numa escala graduada com limites superiores e inferiores definidos, concebidos para permitir e facilitar comparações com outras populações e classificados pelos mesmos critérios e métodos - Russell A.L.

Os índices epidemiológicos são as tentativas de quantificar as condições clínicas numa escala graduada, facilitando assim a comparação entre populações examinadas pelos mesmos critérios e métodos. - Irving Glickman.

Objectivos e utilizações de um índice:

Para doentes individuais:

Um índice pode,

i)   Fazer uma avaliação individual para ajudar o paciente a reconhecer um problema oral.

ii)   Revelar o grau de eficácia das actuais práticas de higiene oral.

iii)   Motivar a pessoa nos cuidados preventivos e profissionais para a eliminação e controlo das doenças orais.

iv)   Avaliar o sucesso de um tratamento individual e profissional ao longo de um período de tempo, comparando as pontuações dos índices.

Em Investigação:

Um índice é utilizado para,

i)   Determinar os dados da linha de base antes da introdução dos factores experimentais.

ii)   Medir a eficácia de agentes específicos para a prevenção, controlo e tratamento de doenças orais.

iii)   Mede a eficácia de dispositivos mecânicos para cuidados pessoais, tais como escovas de dentes, dispositivos de limpeza interdentária ou irrigadores de água.

Em Community Health:

Um índice,

i)   Pode mostrar a prevalência e as tendências de incidência de uma determinada doença que ocorre numa determinada população.

ii)   Fornece dados de base para mostrar as práticas de saúde dentária existentes.

iii)   Avalia as necessidades de uma comunidade e compara os efeitos de um programa comunitário e avalia o resultado.

Caraterísticas de um índice:

1)   Deve ser   simples de utilizar e exato.

2)   Deve exigir um mínimo de equipamento e de despesas.

3)   Os seus critérios devem   ser

claros e facilmente compreensíveis   .

4)   Deve ser   tão livre quanto possível de interpretações subjectivas.

5)   Deve poder ser reproduzido pelo mesmo examinador ou por examinadores diferentes.

6) Ser passível de análise estatística, ter validade e fiabilidade.

7) Não exigir um período de tempo excessivo para a sua conclusão.

8) Não causar desconforto ao doente ou ser inaceitável para o mesmo.

Vários índices utilizados para avaliar as doenças gengivais e periodontais[199,200]

1) ***Índices utilizados para avaliar a inflamação gengival***

a) Índice PMA de Schour e Massler.

b) Componente de gengivite da doença periodontal.

c) Índice gengival de Loe e Sillness.

d) Índices de sangramento gengival.

i) Índice de hemorragia do sulco (SBI) de Muhlemann e Mazor.

ii) Índice de hemorragia papilar de Muhlemann.

iii) Índice de pontos sangrentos de Caton e Polson.

iv) Índice de Hemorragia Gengival por Ainamo e Bay.

2) ***Índices utilizados para medir a destruição periodontal***

a) Índice Russell.

b) Índice de Doença Periodontal de Ramfjord.

c) Índice de Extensão e Gravidade por Carlos e Co - trabalhadores.

d) Abordagens radiográficas para medir a perda óssea.

i) GBI - Índice de Contagem Óssea Gengival de Dunning e Leach.

ii) PSI - Índice de Severidade Periodontal de Adams e Nystrom.

3) ***Índices utilizados para medir a acumulação de placas***

a) Componente de placa do Índice de Doença Periodontal de Ramfjord.

b) Índice de Higiene Oral Simplificado de Greene e Vermillion.

c) Modificação Turesky - Gillmore - Glickman do índice de placas Quigley - Hein.

d) Índice de placas de Sillness e Loe.

e) Índice de placa da Marinha modificado.

f) Patient Hygiene Performance Index (Índice de Desempenho da Higiene do Doente) por Podshadley e Haley.

g) Peso da placa.

h) Pontuação sem placas por Grant, Stem e Everett.

i) Registo de controlo da placa por O'leary.

4) Índices utilizados para medir o Cálculo

a) Componente de cálculo do Índice de Higiene Oral Simplificado de Greene e Vermillion.

b) Componente de cálculo do Índice de Doença Periodontal de Ramfjord.

c) Método de sonda de avaliação do cálculo de Volpe e colaboradores.

d) Cálculo do Índice de Superfície por Ennever e Co - trabalhadores.

e) Índice de cálculo da linha marginal por Muhlemann e Villa.

5) Índices utilizados para avaliar as necessidades de tratamento

a) Índice Periodontal Gengival (IPG).

b) Índice Periodontal Comunitário de Necessidades de Tratamento de Ainamo e associados (CPITN)

c) PTNS - Sistema de Necessidade de Tratamento Periodontal da Belini HT (PTNS)

d) Índice Periodontal Comunitário (IPC)

Índices utilizados para avaliar a inflamação gengival

Índice Papilar - Marginal - Anexo (PMA) de Schour Massler (1944) [201]

A filosofia básica utilizada no desenvolvimento do índice PMA foi muito semelhante à do índice DMF, ou seja, foram contados os números de unidades gengivais afectadas e não a gravidade da inflamação. Uma unidade gengival é dividida em três partes componentes:

i) Gengiva papilar (P)

ii) Gengiva marginal (M)

iii) Gengiva aderente (A)

A presença ou ausência de inflamação em cada unidade gengival é registada como 1 ou 0, respetivamente. Os valores numéricos de P, M e A para todos os dentes são somados separadamente e depois somados para expressar o índice PMA eventualmente somados para expressar a pontuação do índice PMA por pessoa. Os desenvolvedores deste índice foram pontuados numa escala de 0 a 5, e a gengiva marginal (M) e anexa foram pontuadas numa escala de 0 a 3. Este índice já não é utilizado ativamente.

Componente de gengivite do Índice de Doença Periodontal (PDI) [200]

O índice de doença periodontal (PDI) é semelhante ao Índice Periodontal, sendo ambos utilizados para medir a presença e a gravidade da doença periodontal. O PDI fá-lo através da combinação das avaliações da gengivite e da profundidade do sulco gengival em seis dentes selecionados (16, 21, 24, 36, 41 e 44). Este grupo de dentes, frequentemente designado por dentes Ramfjord, foi testado como indicador fiável para as várias regiões da cavidade oral. O cálculo e a placa bacteriana também são examinados para ajudar a formular uma avaliação abrangente do estado periodontal.

Uma pontuação numérica para o componente do estado gengival do PDI é obtida somando os valores de todas as unidades gengivais e dividindo-a pelo número de dentes presentes. Este índice tem sido utilizado em inquéritos epidemiológicos, estudos longitudinais e ensaios clínicos. Os critérios do índice de doença periodontal (PDI) para inquéritos são os seguintes

Se o sulco gengival em nenhuma das áreas medidas se estendia apicalmente à junção cimento - esmalte, a pontuação registada para gengivite é a pontuação PDI para esse dente. Se o sulco gengival em qualquer uma das duas áreas medidas se estendia apicalmente à junção cimento - esmalte, mas não mais do que 3 mm (incluindo 3 mm em qualquer área), é atribuída ao dente uma pontuação PDI de 4. A pontuação para gengivite é então desconsiderada na pontuação PDI para esse dente. Se o sulco gengival em qualquer uma das duas áreas registadas do dente se estender apicalmente de 3 a 6 mm (incluindo 6 mm) em relação à junção cimento-esmalte, é atribuída ao dente uma pontuação PDI de 5 (mais uma vez, a pontuação da gengivite é ignorada). Qualquer que seja o sulco gengival que se estenda mais de 6 mm apicalmente à junção cimento - esmalte em qualquer uma das áreas medidas do dente, a pontuação de 6 é atribuída como a pontuação PDI para esse dente (novamente desconsiderando a pontuação de gengivite).

Índice Gengival (IG) por Loe H e Sillness J (1963) [200]

O índice foi desenvolvido exclusivamente com o objetivo de avaliar a gravidade da gengivite e a sua localização em quatro áreas possíveis.

Método:

A gravidade da gengivite é avaliada em todas as superfícies de todos os dentes, ou em dentes selecionados, ou em superfícies selecionadas de todos os dentes, ou em dentes selecionados. O tecido que rodeia cada dente é dividido em quatro unidades de pontuação gengival:

- Papilas faciais distais

- Margem facial

- Papila facial mesial

- Toda a margem gengival lingual

É utilizado um instrumento rombo para registar as pontuações com base nos seguintes critérios:

0 - Sem inflamação

1 - Inflamação ligeira, sem hemorragia à sondagem

2 - Inflamação moderada, hemorragia à sondagem

3 - Inflamação grave

As pontuações à volta de cada dente são adicionadas e divididas por quatro para chegar à pontuação desse dente em particular. Totalize as pontuações de todos os dentes e divida-as pelo número de dentes. Isto fornece a pontuação do índice gengival por pessoa. Os valores numéricos estão correlacionados da seguinte forma:

0,1 a 1,0 - Gengivite ligeira

1,1 a 2,0 - Gengivite moderada

2,1 a 3,0 - Gengivite grave

Índices de sangramento gengival[200]

Índice de hemorragia sulcular (SBI) de Muhlemann e Filho (1971) [200]

O objetivo do índice é localizar áreas do sulco gengival que sangram à sondagem suave e, assim, reconhecer e registar a presença de doença gengival inflamatória precoce. Quatro unidades gengivais são pontuadas sistematicamente para cada dente: a gengiva marginal labial e lingual (unidades M) e a gengiva papilar mesial e distal (unidades P). A sonda é mantida paralela ao longo eixo do dente e 30 segundos após a sondagem; a pontuação é efectuada com base nos critérios, que variam de 0 a 5. Cada uma das quatro unidades gengivais é pontuada de 0 a 5. As pontuações das quatro unidades são somadas e divididas por quatro. A soma das pontuações dos dentes não divididos e a sua divisão pelo número de dentes permite determinar o índice de sangramento do sulco.

Critérios de pontuação:

0- Gengiva de aspeto normal, sem sangramento à sondagem

1 - Sem alterações de cor ou de contorno, mas com hemorragia à sondagem

2 - Hemorragia à sondagem, alteração da cor (vermelhidão), ausência de edema

e contorno

alterações

3 - Hemorragia à sondagem, alteração da cor, edema inflamatório ligeiro

4 - Hemorragia à sondagem, alteração da cor, edema inflamatório grave.

5 - Hemorragia espontânea à sondagem, alteração da cor, inflamação muito grave

edema com ou sem ulceração.

Índice de hemorragia papilar (IBP) de Muhlemann HR (1977) [200]

Baseia-se na hemorragia provocada, após uma sondagem suave da papila interdentária. Uma sonda periodontal romba é cuidadosamente inserida no sulco gengival na base da papila interdentária nos aspectos mesiais, sendo depois movida coronalmente para a ponta da papila. Este procedimento é repetido na parte distal da mesma papila. A intensidade de qualquer hemorragia assim provocada é registada numa escala de 0 a 4.

Critérios de pontuação:

0   - Sem hemorragia

1   - Aparece um único ponto de hemorragia discreto

2   - Aparecem vários pontos hemorrágicos isolados ou uma única linha fina de sangue

3   - O triângulo interdentário enche-se de sangue pouco depois da sondagem

4   - Ocorre hemorragia profusa após a sondagem, o sangue flui imediatamente

para o sulco marginal.

Índice do ponto de hemorragia (IPS) por Lennox e Kopczy K: [200]

O índice foi desenvolvido para avaliar o desempenho da higiene oral do paciente. Determina a presença ou ausência de hemorragia gengival interproximalmente e na superfície facial e lingual de cada dente. Uma sonda periodontal é passada horizontalmente através da fenda gengival de um gradiente, e a gengiva é examinada quanto a hemorragia após 30 segundos.

Índice de Hemorragia Interdentária (IBI) de Caton e Polson: [200]

O índice utiliza um palito em forma de triângulo feito de madeira macia e maleável para estimular o tecido gengival interproximal. O limpador interproximal é inserido horizontalmente entre os dentes a partir da superfície facial, deprimindo as papilas interproximais em até 2 mm. O limpador de madeira é inserido e removido quatro vezes, e a presença ou ausência de sangramento em 15 segundos é anotada. A pontuação é determinada dividindo o número de locais de sangramento pelo número de locais avaliados.

Índice de Hemorragia Gengival (GBI) por Ainamo e Bay: [200]

O índice foi desenvolvido como uma forma fácil e adequada para o médico avaliar o controlo da placa bacteriana de um doente. A presença ou ausência de hemorragia gengival é determinada através da sondagem suave do sulco gengival com uma sonda periodontal. O aparecimento de hemorragia em 10 segundos indica uma pontuação positiva, que é expressa como uma percentagem do número total de margens gengivais examinadas.

Índices utilizados para medir a destruição periodontal[200]

Índice Periodontal de Russel (PI): Dado por Russel A.L. (1956)[202]

O índice destinava-se a estimar a doença periodontal mais profunda, medindo a presença ou ausência de inflamação gengival e a sua gravidade, a formação de bolsas e a função mastigatória.

Todos os dentes presentes são examinados. Todo o tecido gengival que rodeia cada dente é avaliado quanto à inflamação gengival e ao envolvimento periodontal. Russell escolhe o valor de pontuação (0, 1, 2, 4, 6, 8) de modo a relacionar os estádios da doença num inquérito epidemiológico com a condição clínica observada.

$$\text{PI score per person} = \frac{\text{Sum of individual scores}}{\text{Number of teeth present}}$$

Uma vez que apenas é utilizado um espelho bucal e não é utilizada uma sonda calibrada ou radiografias durante a realização do exame PI, os resultados tendem a subestimar o verdadeiro nível de doença periodontal. O número de bolsas periodontais sem cálculo supragengival evidente também é subestimado no índice periodontal. Uma vez que o IP mede tanto os aspectos reversíveis como os irreversíveis da doença periodontal, é um índice epidemiológico com um verdadeiro gradiente biológico. O IP é importante, porque foram reunidos mais dados com ele do que com qualquer outro índice de doença periodontal.

Critérios de pontuação:

Quadro 3

Pontuação	Critérios e pontuação para os estudos de campo	Critérios de radiografias adicionais seguidos no ensaio clínico
0	Negativo: não existe inflamação evidente no tecido de revestimento nem perda de função devido à destruição dos tecidos de suporte	O aspeto radiográfico é essencialmente normal
1	Gengivite ligeira: Existe uma área evidente de inflamação na gengiva livre, mas esta área não circunda o dente	

2	Gengivite: Inflamação que circunda completamente o dente, mas não há rutura aparente da ligação epitelial	
4	Utilizado quando estão disponíveis radiografias	Há uma reabsorção precoce da crista alveolar em forma de entalhe
6	Gengivite com formação de bolsas: O A ligação epitelial foi quebrada e existe uma bolsa. Não há interferência com as funções mastigatórias normais, o dente está firme e não se deslocou. Existe uma perda óssea horizontal que envolve toda a crista alveolar, até metade do comprimento da raiz do dente	Existe um osso horizontal perda envolvendo toda a crista alveolar, até metade do comprimento da raiz do dente.
8	Destruição avançada com perda da função mastigatória: o dente pode estar solto, pode ter-se desviado, pode ter um som surdo à percussão e pode ser depressível na cavidade.	Há uma perda óssea avançada, envolvendo mais de metade do comprimento da raiz do dente, defeitos infra-ósseos, alargamento do ligamento periodontal, reabsorção radicular.

__Condições clínicas e pontuações periodontais:__

Quadro 4

Condições clínicas	Pontuações PI do grupo	Estadio da doença
Tecido de suporte clinicamente normal	0 a 0,2	
Gengivite simples	0,3 a 0,9	

Início da doença periodontal destrutiva	0,7 a 1,9	Reversível
Doença periodontal destrutiva estabelecida	1,6 a 5,0	Irreversível
Doença terminal	3,8 a 8,0	Irreversível

Utilizações:

i. Inquéritos epidemiológicos.

ii. Podem ser reunidos mais dados utilizando o índice periodontal. iii. Utilizado no Inquérito Nacional de Saúde (NHS).

Índice de Doença Periodontal (PDI) por Sigurd P Ramfjord (1959) [200]

Este índice é uma modificação clínica do índice periodontal de Russell para o levantamento epidemiológico da doença periodontal. A ênfase é colocada no registo do nível de inserção da doença periodontal relativamente à junção cemento-esmalte.

Apenas seis dentes selecionados foram pontuados para a avaliação do estado periodontal da cavidade oral, que são 16, 21, 24, 36, 41 e 44. O primeiro passo é a avaliação do estado gengival. A gengiva à volta dos dentes é seca superficialmente, esfregando-a suavemente com algodão absorvente. A mudança de cor, consistência, contorno; evidência de ulceração da gengiva é avaliada por uma sonda periodontal. O passo seguinte é registar a profundidade da fenda relacionada com a junção cemento-esmalte. Para este efeito, é utilizada uma sonda 0 da Universidade de Michigan. A extremidade da sonda deve ser colocada contra a superfície do esmalte coronalmente à margem da gengiva e deve ser aplicada uma força mínima na direção apical, mantendo o contacto com o dente. As medições cervicais são registadas da seguinte forma Distância da margem gengival livre até ao fundo da fenda gengival ou bolsa na face vestibular e mesial de cada dente. As medições vestibulares devem ser feitas no meio da superfície vestibular e as medições mesiais devem ser feitas na face vestibular da área de contacto interproximal.

Os critérios de pontuação variam de 0 a 6. A pontuação PDI para o indivíduo pode ser obtida através da soma das pontuações para cada dente examinado e, em seguida, dividindo o número de dentes examinados. A pontuação do PDI varia de 0 a 6.

Critérios de pontuação:

0 - Ausência de inflamação.

1- - Alterações gengivais inflamatórias ligeiras a moderadas que não se estendem a toda a volta do dente.

2- Gengivite ligeira a moderadamente grave que se estende a toda a volta do dente.

3- Gengivite grave, caracterizada por vermelhidão acentuada, tendência para sangrar e ulceração.

4- Fenda gengival em qualquer uma das quatro áreas medidas (mesial, distal, vestibular, lingual), estendendo-se epicamente até à JCE, mas não mais de 3 mm.

5- Fenda gengival em qualquer uma das áreas medidas, estendendo-se apicalmente, 3-6 mm a partir da JCE.

6- Fenda gengival em qualquer uma das áreas medidas que se estende apicalmente, a mais de 6 mm da JCE.

Índice de extensão e gravidade (ESI) por Carlos e colegas de trabalho[203]

Neste modelo mais recente, a doença periodontal é vista como um processo crónico com períodos intermitentes de remissão da atividade que afectam os dentes individuais e os locais à volta dos dentes a ritmos diferentes dentro da mesma boca. Utiliza uma sonda periodontal (sonda NIDR) para determinar o nível de inserção. A pontuação ESI é uma estatística bivariada. Expressa a percentagem de locais que apresentam doença. O ESI baseia-se na medição da sonda (nas localizações mesiovestibular, interproximal e médio-bucal em todos os dentes, exceto molares, e nas localizações mesiovestibular, interproximal e médio-bucal da raiz mesial dos molares) em 14 locais na metade da arcada maxilar e em 14 locais da arcada mandibular contralateral. As medições do nível de inserção são efectuadas utilizando os critérios de Ramfjord.

Abordagens radiográficas para medir a perda óssea

Índice de Contagem de Ossos Gengivais (GBCI) por Dunning e Leach[204]

Este índice regista a condição gengival numa escala de 0 a 3 e o nível da crista do osso alveolar. Este índice é de interesse histórico e não é utilizado atualmente.

O Índice de Gravidade da Periodontite (PSI) de Adams e Nystrom[205]

O índice avalia a presença ou ausência de periodontite como o produto da inflamação clínica e da perda óssea interproximal determinada radiograficamente utilizando uma régua de Schei modificada. Devido à necessidade de radiografias periapicais, o PSI está limitado a estudos longitudinais e carece de validação. As premissas do PSI são as seguintes:

(1) A periodontite é diagnosticada pela concomitância de inflamação marginal clinicamente aparente e perda vertical do periodonto de suporte (a gravidade da inflamação clínica associada não parece estar relacionada com a gravidade da perda de tecido).

(2) Uma régua de Schei é utilizada para determinar, a partir da radiografia, a percentagem de perda óssea de uma superfície dentária.

Para cada paciente, é determinado um Clinical Inflammation Score (CIS) de 0 a 1 na mesial e na distal de cada dente. Um CIS de 0 reflecte a ausência de inflamação clínica demonstrável, enquanto que um CIS de 1 significa que a inflamação clínica pode ser detectada. É utilizada uma régua de Schei modificada para determinar a percentagem de perda óssea em cada local interproximal. É calculada uma pontuação de perda óssea (Bone Loss Score - BLS) numa escala contínua de 0 a

10 números inteiros.

Um BLS de 0 significa nenhuma perda óssea, 1 = até 10%, etc., até BLS 10 = 90 a 100% de perda. O PSI é então calculado para cada superfície mesial e distal. PSI = BLS x CIS. O PSI pode ser 0 se não for possível determinar qualquer perda óssea ou se a gengiva estiver saudável. Na presença de inflamação marginal, o valor do PSI é diretamente proporcional à percentagem de perda óssea. O PSI tende a aumentar com a idade.

Índices utilizados para medir a acumulação de placa[200]

Componente de placa do índice de doença periodontal de Ramfjord: [200]

O índice é utilizado nos seis dentes selecionados por Ramfjord (dentes n.º 16, 21, 24, 36, 41 e 44) após coloração com solução Bismarck Brown. Os critérios consistem em medir a presença e a extensão da placa bacteriana numa escala de 0 a 3, observando especificamente todas as superfícies interproximais faciais e linguais dos dentes indexados. O critério de pontuação é o seguinte: 0 - Não existe placa bacteriana.

1 - Placa presente em algumas, mas não em todas as superfícies interproximais, vestibulares e linguais do dente.

2 - Placa presente em todas as superfícies interproximais bucais e linguais, mas cobrindo menos de metade das superfícies.

3 - Placa que se estende por todas as superfícies interproximais, vestibulares e linguais, e que cobre mais de metade destas superfícies

Apenas os dentes totalmente erupcionados são marcados e os dentes em falta não devem ser substituídos.

$$\text{Plaque score of an individual} = \frac{\text{Total score}}{\text{Number of teeth examined}}$$

Utilizações:

Adequado para:

a.   Estudos longitudinais das doenças periodontais.

b.   Inquérito epidemiológico

c.   Ensaios clínicos ou agentes preventivos ou terapêuticos

<u>Índice de Higiene Oral Simplificado (OHI-S) de Greene e Vermillion (1964)</u>
200

O OHI-S mede a área de superfície do dente, ou seja, a área coberta por detritos e cálculo. É constituído por 2 componentes:

a.   Índice de detritos simplificado (ID-S)

b.   Índice de cálculo simplificado (CI-S)

<u>Critérios de pontuação para DI-S:</u>

c.   - Não existem detritos ou manchas

1 - Resíduos moles que não cubram mais de um terço da superfície dentária ou a presença de manchas extrínsecas sem outros resíduos, independentemente da superfície coberta

2 - Detritos moles, cobrindo mais de um terço mas não mais de dois terços da superfície dentária exposta.

3 - Detritos moles, cobrindo mais de dois terços da superfície dentária exposta.

<u>Critérios de pontuação para CI-S:</u>

0 - Não existem cálculos.

1 - O cálculo supragengival não cobre mais de um terço da superfície dentária exposta.

2 - Cálculo supragengival cobrindo mais de um terço, mas não mais de dois terços, da superfície dentária exposta ou a presença de manchas individuais de cálculo subgengival em torno da porção cervical do dente ou ambos.

3 - Cálculo supragengival cobrindo mais de dois terços da superfície exposta do

dente ou uma faixa pesada e contínua de cálculo subgengival à volta da porção cervical do dente ou ambos.

Método:

Cada componente é avaliado numa escala de 0 a 3. Apenas um espelho bucal e um explorador dentário do tipo "Shepherd's crook" ou foice, e nenhum agente revelador são utilizados para o exame. As seis superfícies dentárias examinadas são as n.ºs. 16, 11, 26, 31 (superfície facial) e No. 19, 30 (superfícies linguais). Cada dente foi dividido horizontalmente nos terços gengival, médio e incisal. Para o DI-S, um explorador dentário é colocado no terço incisal e movido em direção ao terço gengival e são atribuídas pontuações de acordo com os critérios. As pontuações DI-S por pessoa são obtidas totalizando a pontuação dos detritos por superfície dentária e dividindo-a pelo número de superfícies examinadas. A avaliação CI-S é realizada colocando suavemente um explorador dentário na fenda gengival distal e puxando-o subgengivalmente da área de contacto distal para a área de contacto distal. A pontuação é efectuada de acordo com os critérios. A pontuação CI-S por pessoa é obtida através do total das pontuações de cálculo por superfície dentária e dividindo-a pelo número de superfícies examinadas. A pontuação OHI-S por pessoa é o total das pontuações DI-S e CI-S de cada pessoa. O nível clínico de limpeza oral para detritos que pode ser associado a pontuações de grupos é o seguinte

Bom - 0,0 a 0,6

Razoável - 0,7 a 1,8

Fraco - 1,9 a 3,0

Os níveis clínicos de higiene oral que podem ser associados a grupos de pontuações OHI-S são os seguintes

Bom - 0,0 a 1,2

Razoável - 1,3 a 3,0

Fraco - 3,1 a 6,0

Modificação de Turesky - Gilmore - Glickman do índice de placa de Quigley Hein (1970) [200]

A placa bacteriana é avaliada nas superfícies facial e lingual de todos os dentes após a utilização de um agente revelador. Obtém-se uma pontuação da placa por pessoa, totalizando todas as pontuações da placa e dividindo-a pelo número de superfícies examinadas. Este sistema de pontuação da placa bacteriana é relativamente fácil de utilizar devido à definição objetiva de cada pontuação numérica. O ponto forte deste índice de placa é a sua aplicação a estudos longitudinais e a ensaios clínicos de agentes preventivos e terapêuticos.

Critérios de pontuação:

0 - Sem placa

1 - Manchas separadas de placa bacteriana na margem cervical do dente

2 - Uma banda fina e contínua de placa (até 1 mm) na margem cervical.

3 - Uma banda de placa com mais de 1 mm de largura mas que cobre menos de um terço da coroa

4 - Placa que cobre pelo menos um terço mas menos de dois terços da coroa

5 - Placa que cobre dois terços ou mais da coroa.

Índice de placas de Sillness e Loe (1964) [200]

É o índice de placa bacteriana mais utilizado para a avaliação da placa bacteriana porque ignora a extensão coronal da placa bacteriana na área da superfície do dente e avalia apenas a espessura da placa bacteriana na área gengival do dente.

Método:

A avaliação ou pontuação é feita em toda a dentição ou em dentes selecionados. As superfícies examinadas são as quatro áreas gengivais do dente. Um espelho bucal, uma fonte de luz, um explorador dentário e a secagem ao ar dos dentes e da gengiva são utilizados na pontuação deste índice. Apenas a placa bacteriana do terço cervical do dente é avaliada, sem atenção à que se estendeu aos terços médio ou incisal.

Critérios de pontuação:

0 - Sem placa na área gengival

1 - Uma película de aderência à margem gengival livre e à área adjacente do dente. A placa só pode ser reconhecida através da passagem de uma sonda pela superfície do dente

2 - Acumulação moderada de depósitos moles dentro das bolsas gengivais e na margem gengival e/ou superfície dentária adjacente que pode ser vista a olho nu.

3 - Abundância de matéria mole na bolsa gengival e/ou na margem gengival e na superfície dentária adjacente.

A pontuação para a área é obtida somando as quatro pontuações por dente e dividindo-a por quatro. A pontuação do índice de placa para a pessoa é obtida somando as pontuações do índice de placa por dente e dividindo pelo número de dentes examinados. **Índice de placa da Marinha modificado[200]**

Método:

Cada dente é dividido em terço gengival, médio e incisal. O terço gengival é dividido em duas metades (horizontalmente) e ambas as metades gengivais são novamente divididas longitudinalmente em terços distal, médio e mesial. O terço médio é dividido em metades distal e mesial. O terço incisal não é subdividido, dando assim mais ênfase aos dois terços gengivais do dente.

$$\text{Modified Navy Plaque Index} = \frac{\text{Total score per tooth surface}}{\text{Number of surfaces examined}}$$

Vantagem:

É útil para avaliar os programas de educação para a saúde e a capacidade do indivíduo para efetuar práticas de higiene oral. Uma variação do índice de placa navy modificado é o DMPI (Distal Mesial Plaque Index), que coloca mais ênfase nas áreas gengivais e interproximais de um dente.

Índice de desempenho da higiene dos doentes (PHP) Por Podshadley e Hadley[200]

O índice PHP foi o primeiro índice desenvolvido com o único objetivo de avaliar o desempenho de um indivíduo na remoção de detritos após a instrução de escovagem dos dentes.

Seleção de dentes e superfícies:

São selecionadas seis superfícies dos seis dentes do índice OHI-S (16, 11, 26, 36, 31 e 46). Cada superfície dentária é dividida em cinco áreas: três terços longitudinais, com o terço médio subdividido horizontalmente em terços. É calculado pela fórmula:

$$PHP = \frac{\text{Total debris score}}{\text{Number of teeth scored}}$$

Escala nominal sugerida:

Excelente - 0

Bom - 0,1 a 1,7

Razoável - 1,8 a 3,4

Fraco - 3,5 a 5,0

Vantagens:

i. Foi desenvolvido com o único objetivo de avaliar o desempenho de um indivíduo na remoção de detritos após a instrução de escovagem dos dentes.

ii. É fácil de utilizar e pode ser executado.

iii. Para a educação individual do paciente.

Peso da placa:

1. As folhas de mylar padronizadas e jateadas com areia, fixadas na superfície lingual dos dentes anteriores inferiores, são pesadas quando removidas após um determinado período de tempo.

2. A remoção da placa bacteriana diretamente do dente e a pesagem subsequente são menos precisas mas mais simples do que a técnica da lâmina.

Pontuação sem placa por Grant, Stern e Everett: [200]

Objetivo: Determinar a localização, o número e a percentagem da superfície livre de placas para motivação e instrução individual.

Seleção de dentes e superfícies: São incluídos todos os dentes erupcionados; são registadas quatro superfícies para cada dente (facial, lingual, mesial e distal).

Método: Aplicar o agente revelador e examinar a superfície de cada dente para verificar se existe placa bacteriana e registar a superfície a vermelho.

Hemorragia papilar à sondagem:

Totalizar o número de pequenos círculos marcados a sangrar. Para uma pessoa com 32 dentes, existem 30 áreas interdentais. A mesial ou distal do dente adjacente a uma área edêntula é sondada e contada.

Cálculos:

$$\text{Plaque} - \text{free score} = \frac{\text{Number of plaque free scores}}{\text{Number of available surfaces}} \times 100$$

Registo de controlo da placa por O' Leary: [200]

Pontuações semelhantes sem placas de Grant, Stern e Everett.

Interpretação:

Apesar de 0% ser o ideal, tem sido sugerido menos de 10% como orientação na terapia periodontal. Após a terapia inicial, quando um paciente atinge um nível de 10% de controlo da placa bacteriana, são iniciados os procedimentos periodontais e de restauração necessários. Comparativamente, uma avaliação semelhante utilizando um registo de pontuação de ausência de placa significaria um objetivo de mais de 90% ou mais de pontuação de ausência de placa antes de se iniciar a fase cirúrgica do tratamento.

Índices utilizados para medir o cálculo[200]

Componente de cálculo do índice de doença periodontal de Ramjford[200]

Método: São examinados seis dentes (16, 21, 24, 36, 41, 44). Quatro superfícies são

registados (facial, lingual, mesial, distal) com a ajuda de um explorador e a pontuação varia de 0 a 3.

1. Placa supragengival com extensão não superior a 1 mm

2. Quantidade moderada de cálculo supragengival e subgengival

3. Abundância de cálculo supragengival e subgengival

$$\textbf{Calculus index for an individual} = \frac{\textbf{Total number of scores}}{\textbf{Number of teeth}}$$

Vantagens:

1. Apresenta um elevado grau de reprodutibilidade por parte dos examinadores.

2. Pode ser realizado rapidamente e tem a melhor aplicação em inquéritos epidemiológicos e estudos longitudinais.

Método de Sonda de Avaliação de Cálculo por Volpe e Associados[200]

Objetivo:

É utilizado para estudos longitudinais

Método:

As superfícies linguais de seis dentes mandibulares são medidas em divisão milimétrica com sonda periodontal graduada.

Vantagens e desvantagens:

Foi demonstrado que possui um elevado grau de reprodutibilidade interexaminadores e intraexaminadores. No entanto, é necessário um treino excessivo com um investigador experiente para o dominar.

Índice de Superfície de Cálculo (CSI) por Ennever e Co-workers: [200]

O índice de superfície de cálculo (CSI) é utilizado em ensaios clínicos de curto prazo (por exemplo, menos de 6 semanas) de agentes inibidores de cálculo.

Objetivo:

O objetivo é determinar rapidamente se um agente específico tem algum efeito na redução ou prevenção do cálculo supragengival ou subgengival.

Quatro incisivos mandibulares são examinados quanto à presença ou ausência por exame visual e tátil, utilizando um espelho bucal e um explorador dentário do tipo foice.

Critérios de pontuação:

1. Cálculos que não excedam 0,5 mm de largura ou espessura

2. Cálculo não superior a 1 mm

3. Cálculos com mais de 1 mm de largura e espessura

Índice de cálculo da linha marginal (MLCI) de Muhlemann e Villa: [200]

Objetivo:

Para avaliar o cálculo supragengival ao longo das margens da gengiva. Apenas classifica o cálculo supragengival formado na área cervical ao longo da gengiva marginal no lado lingual dos quatro incisivos mandibulares.

Índices utilizados para avaliar as necessidades de tratamento[200]

Índice periodontal gengival (IPG):

Avalia três componentes da doença periodontal: estado gengival, estado periodontal e, coletivamente, material alba, cálculo e restaurações pendentes. As arcadas maxilar e mandibular são divididas em três segmentos: os seis dentes anteriores, os dentes posteriores esquerdos e os dentes posteriores direitos. O objetivo principal da utilização deste índice é determinar o dente ou tecido circundante com a condição mais grave em cada um dos seis segmentos. Cada segmento é avaliado em relação a cada um dos três componentes da doença periodontal descritos anteriormente.

Os critérios específicos para os componentes do estado gengival do IGP são os seguintes

0 - Tecido bem adaptado aos dentes, consistência firme com arquitetura fisiológica.

1 - Inflamação ligeira a moderada, indicada por alterações de cor e consistência, envolvendo um ou mais dentes do mesmo segmento, mas sem envolver completamente qualquer dente.

2 - As alterações acima ocorrem isoladamente ou combinadas, envolvendo completamente um ou mais dentes num segmento.

3 - Inflamação acentuada, indicada por perda da continuidade da superfície (ulceração), hemorragia espontânea, perda da continuidade faciolingual ou de qualquer papila interdentária, desvio acentuado do contorno normal, recessão e fissuras.

A área com as pontuações mais elevadas determina a pontuação gengival para o número total de segmentos.

Índice Periodontal Comunitário de Necessidades de Tratamento da Ainamo Associates (CPITN) [200]

Em 1977, a Organização Mundial de Saúde (OMS) nomeou um comité de peritos para rever os métodos disponíveis para avaliar o estado periodontal e as necessidades de tratamento. O índice que resultou após extensos testes de campo efectuados por investigadores da OMS e da Federação Dentária Internacional (FDI) foi designado por Índice Periodontal Comunitário de Necessidades de Tratamento (CPITN).

<u>***Método:***</u>

As necessidades de tratamento periodontal são registadas para os sextantes. Os terceiros molares não são incluídos, exceto quando estão a funcionar no lugar do segundo molar. A necessidade de tratamento num sextante é registada apenas quando dois ou mais dentes estão presentes e não estão indicados para extração. Se apenas restar um dente funcional na maxila, a mandíbula será registada como um sextante. O sextante em falta é indicado com uma linha diagonal através da caixa apropriada. Os dentes indicadores a serem examinados estão indicados na Tabela 5:

Quadro 5

Numeração da OMS	Equivalente americano
17, 16 11 26, 27	2, 38 14, 15
47, 46 31 36, 37	31, 30 25 18, 19

Os piores resultados destas superfícies dentárias são registados. É utilizada a sonda da OMS.

<u>***Critérios:***</u>

Quadro 6

Estado periodontal	Necessidades de tratamento
0= Periodonto saudável	0 = sem necessidade de tratamento
1= Hemorragia observada diretamente ou 1 utilizando um espelho bucal	I=A higiene oral precisa de ser melhorada
2 = O cálculo é sentido durante a sondagem, mas toda a área romba do	II=A higiene oral precisa de ser melhorada e o profissional
a sonda é visível	dimensionamento
3 = Bolso 4 ou 5 mm	II=A higiene oral precisa de ser

	melhorada e de ser profissionalizada
4 = Bolso com mais de 6 mm	III=A higiene oral precisa de ser melhorada, destartarização profissional e tratamento complexo.

Vantagem:

O valor do CPITN é o facto de permitir um exame rápido de uma população para determinar as necessidades de tratamento periodontal.

Desvantagens:

1. Perde-se muita informação útil quando se regista apenas a pior pontuação por sextante

2. O CPITN subestima as bolsas com mais de 6 mm nos grupos etários mais velhos e sobrestima a necessidade de destartarização nos grupos etários mais jovens

Índice Periodontal Comunitário (IPC) [199]

Este índice baseia-se numa modificação do índice periodontal comunitário de necessidades de tratamento (CPITN) utilizado anteriormente. A modificação é efectuada através da inclusão da medição da "perda de inserção" e da eliminação da categoria "necessidades de tratamento".

Instrumentos utilizados

* Espelho bucal

* A sonda CPITN - C

Procedimento

Os dentes a examinar, o procedimento de sondagem e os códigos e critérios são os mesmos que os do CPITN. Os códigos e critérios do IPC são os seguintes

Critérios de pontuação:

Quadro 7

CÓDIGO	CRITÉRIOS
0	Saudável
1	Hemorragia observada, diretamente ou através de um espelho de boca, após sondagem
2	Cálculo detectado durante a sondagem, mas toda a banda preta da sonda é visível.
3	Bolsa 4-5 mm (margem gengival dentro da faixa preta da sonda)
4	Bolsa de 6 mm ou mais (a banda preta na sonda não é visível)
X	Sextante excluído (menos de dois dentes presentes)
9	Não registado

As necessidades de tratamento não são registadas. Depois de registar a pontuação do índice periodontal comunitário, é registada a perda de inserção.

<u>Perda de ligação</u>

A informação sobre a perda de inserção pode ser recolhida a partir de dentes-índice, de modo a obter uma estimativa da destruição acumulada ao longo da vida da inserção periodontal. Isto permite a comparação entre grupos populacionais, mas não se destina a descrever a extensão da perda de inserção num indivíduo.

A forma fiável de examinar a perda de fixação em cada sextante é registá-la imediatamente após o registo da pontuação do IPC para esse sextante em particular.

A pontuação mais elevada para IPC e perda de inserção pode não ser necessariamente encontrada no mesmo dente num sextante. A perda de inserção não deve ser registada em crianças com idade inferior a 15 anos.

Quando o CEJ não é visual e a pontuação CPI mais elevada para o sextante é inferior a 4 (profundidade de sondagem inferior a 6 mm), qualquer perda de ligação para esse sextante é estimada como sendo inferior a 4 mm (pontuação de perda de ligação = 0).

A extensão da perda de ligação (LoA) é registada utilizando os seguintes códigos, conforme indicado no quadro 8:

Quadro 8

Código	Critérios
0	Perda de inserção 0-3 mm (JCE não visível e pontuação CPI 0-3)
Se o C	A EJ não é visível e a pontuação CPI é 4 ou se a CEJ é visível
1	Perda de ligação 4-5 mm (CEJ com na faixa preta)
2	Perda de fixação de 6-8 mm (JCE entre o limite superior da faixa preta e o anel de 8,5 mm)
3	Perda de fixação 9-11 mm (JCE entre os anéis de 8,5 mm e 1,5 mm)
4	Perda de inserção igual ou superior a 12 mm (JCE para além dos anéis de 11,5 mm)
X	Sextante excluído (menos de dois dentes presentes)
9	Não registada (o CEJ não é visível nem detetável)

Sistema de necessidades de tratamento periodontal da Bellini HT:

200

Tenta colocar os indivíduos numa das quatro classes com base nos procedimentos de tratamento relativos aos requisitos de tempo. Considera a presença ou ausência de gengivite e placa bacteriana, e a presença de bolsas de 5 mm ou mais profundas em cada quadrante da boca.

Os critérios para o sistema de necessidades de tratamento periodontal estão descritos na Tabela 9:

Quadro 9

PTNS classificação	Unidade	Placa	Cálculo e / ou saliências	Inflamação	Profundidade do bolso

Classe-0	Boca	Não	Não	Não	Não
Classe A	Boca	Sim	Não	Sim	<5 mm
Classe B	Quadrante	Sim	Sim	Sim	<5 mm
Classe C	Quadrante	Sim	Sim	Sim	>5mm

10. <u>GESTÃO:</u>

Este processo é geralmente efectuado em três fases:

i) Terapia inicial relacionada com a causa para eliminar ou controlar a placa dentária

ii) Terapia corretiva para proporcionar medidas terapêuticas e restaurar a função e a estética

iii) Terapêutica de suporte (manutenção) para prevenir a recorrência e a progressão da doença, com recolhas de acompanhamento organizadas num intervalo de tempo adequado ao diagnóstico[206,207]

As inter-relações entre as três fases da terapia são apresentadas no quadro 2.

<u>Terapia inicial relacionada com a causa</u>

Esta fase da terapia é fundamental para o sucesso do tratamento, independentemente da idade do paciente e do diagnóstico específico, uma vez que se destina a controlar o principal fator causal das doenças periodontais - a placa microbiana. Os vários passos que constituem a fase inicial da terapia estão representados no quadro 2.

<u>Índices periodontais de base e monitorização</u>

A monitorização envolve a medição da condição periodontal utilizando um índice escolhido e comparando-o após um intervalo de tempo definido para determinar a mudança.[208] No início do tratamento, devem ser efectuados os índices periodontais adequados ao diagnóstico (quadro 3):

i) Fornecer uma base de referência em relação à qual se podem medir as alterações (melhorias ou deteriorações)

ii) Para motivar o doente.

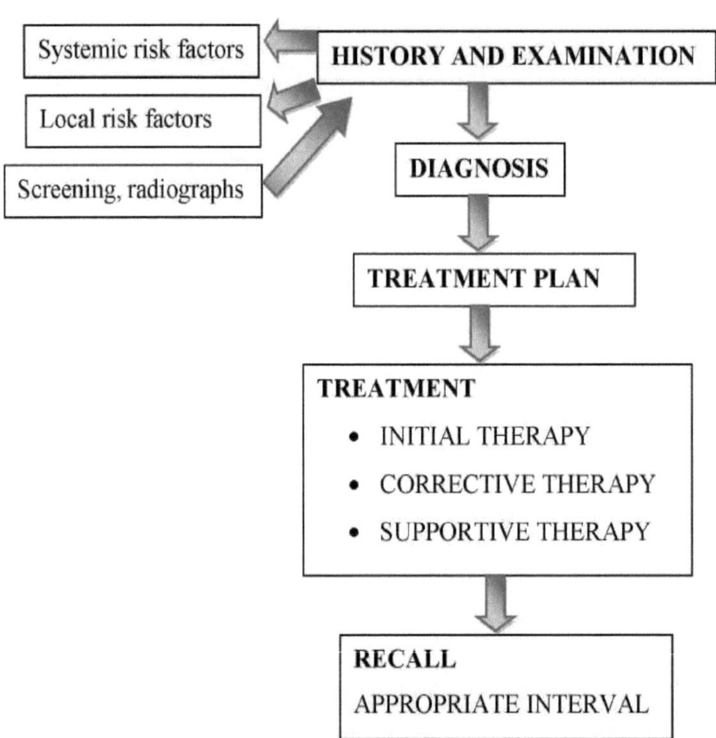

Fluxograma 1: Principais etapas do tratamento do paciente periodontal jovem

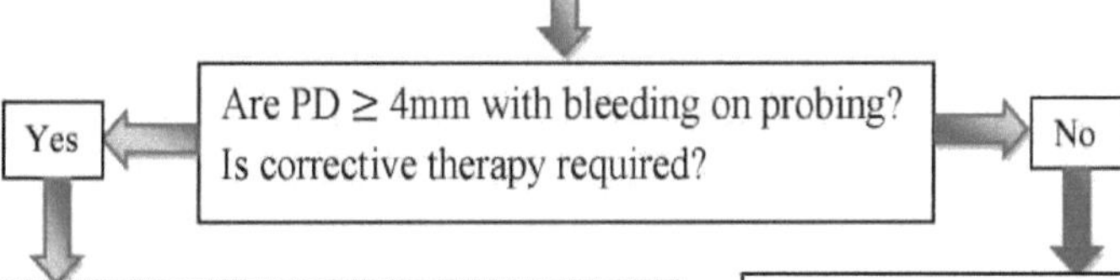

PERIODONTAL THERAPY IN CHILDREN AND ADOLESCENTS

Fluxograma 2: Terapia periodontal em crianças e adolescentes: terapia inicial, corretiva e de suporte

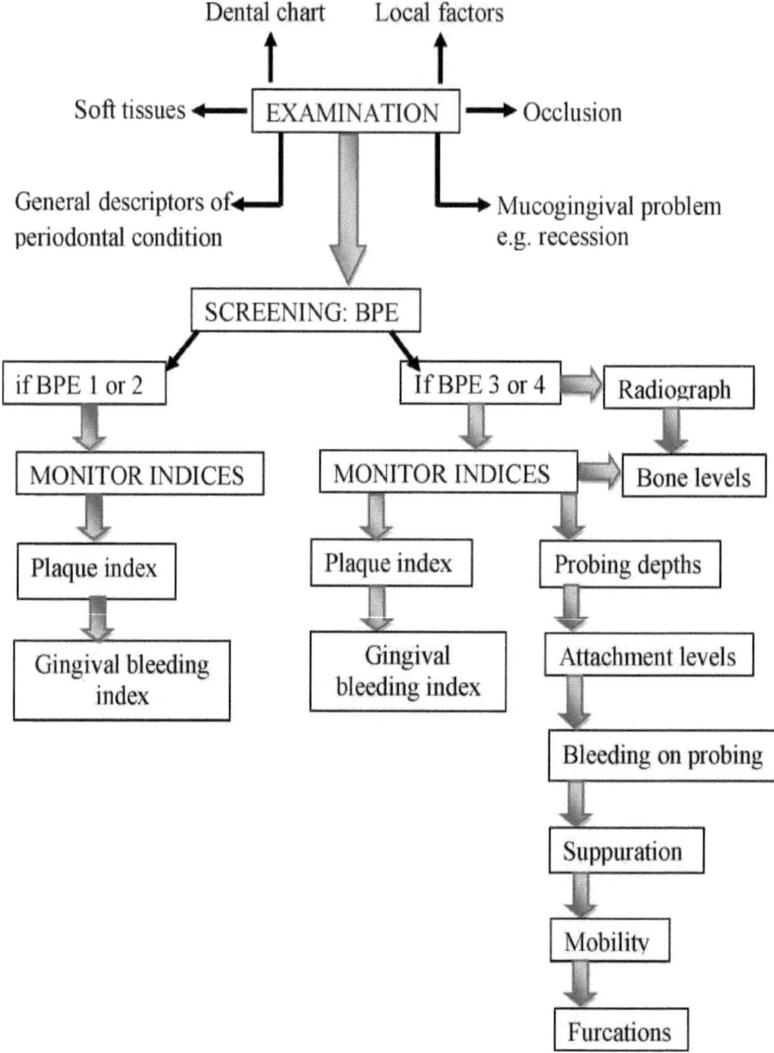

Fluxograma 3: Exame periodontal da criança/adolescente

A placa bacteriana e a inflamação gengival (quadro 3) podem ser registadas de forma simples em crianças e adolescentes. A presença ou ausência de hemorragia gengival marginal, provocada pela passagem suave de uma sonda periodontal romba à volta da margem gengival, pode ser registada antes da revelação e medição da placa bacteriana. A placa pode ser medida utilizando índices como o registo de controlo de placa, que dá uma pontuação baseada na percentagem de superfícies (vestibular, mesial, distal, lingual) com placa como uma proporção das superfícies examinadas.[209] O mesmo sistema pode ser utilizado para calcular a percentagem de locais com hemorragia gengival. Uma modificação motivacional simples e eficaz para qualquer índice de placa bacteriana ou gengivite é atribuir à criança uma pontuação baseada nas superfícies sem placa bacteriana ou nas superfícies sem sangramento gengival marginal, de modo a que, à medida que melhora a limpeza dos dentes, a pontuação aumente. Pode ser efectuado um registo parcial se for indicado um índice muito rápido para uma criança menos cooperante (por exemplo, utilizando apenas os dentes designados para o exame periodontal básico).

Se forem detectadas bolsas de 4 mm ou mais ou furcações durante o exame periodontal básico inicial, ou seja, pontuações de 3 ou 4 no exame periodontal básico, é necessário efetuar um levantamento periodontal completo da área afetada. Outros problemas periodontais, como a mobilidade dentária ou a supuração, detectados durante o exame dentário geral e o rastreio, também requerem investigações adicionais (quadro 3).

Os níveis de inserção são indicativos do estado periodontal em indivíduos com periodontite incipiente e diferenciam as bolsas verdadeiras, onde o nível de inserção é apical à junção cemento-esmalte, das pseudobolsas.[210] Embora os índices aqui descritos sejam aplicáveis tanto ao paciente jovem como ao adulto, as crianças e os adolescentes apreciam uma abordagem de gestão do tipo "dizer-mostrar-fazer".[211]

Instruções de controlo da placa bacteriana

A responsabilidade pelo controlo da placa bacteriana pode ser partilhada entre o doente e o profissional, utilizando métodos mecânicos e farmacêuticos. Até aos 7 anos de idade, os pais devem assumir a responsabilidade pelo controlo da placa bacteriana, uma vez que a criança não tem destreza manual suficiente para escovar eficazmente os seus próprios dentes. A partir dos 7 anos de idade, a criança pode assumir uma responsabilidade crescente pela escovagem dos dentes, mas os pais devem ser encorajados a supervisionar este procedimento até a criança ter idade suficiente para assumir a responsabilidade total - isto varia consoante as crianças e as famílias, pelo que é necessário usar o discernimento individual. Revelar a placa bacteriana e mostrá-la ao doente e aos pais com uma explicação simples é útil como ferramenta educativa e motivadora. Verificou-se que uma técnica simples de escovagem com esfregaço é eficaz em crianças[212] e adolescentes[213] , mas a popular técnica Bass pode igualmente ser ensinada aos grupos etários mais velhos.[214]

As lesões periodontais são predominantemente interdentais[215] , pelo que a limpeza interdentária sob o ponto de contacto é importante.[216] Os resultados da investigação apoiam a recomendação de que a remoção da placa interdentária a cada 12-48 horas é suficiente. A utilização de auxiliares interdentários, como o fio dentário, deve ser reservada aos adolescentes com destreza manual suficiente para o fazer, sendo necessário um aconselhamento individualizado.[217]

As escovas de dentes eléctricas são muito apreciadas pelos pacientes mais jovens e são eficazes.[217,218,219] Devido à melhor limpeza interdentária conseguida por várias escovas de dentes eléctricas, vale a pena considerar a sua recomendação para os grupos etários mais jovens[215,218] e as reduções de preço tornam muitas marcas mais acessíveis do que no passado. Com base na literatura, a utilização de uma escova com um movimento rotativo da cabeça demonstrou ser mais eficaz na remoção da placa bacteriana do que uma escova com um movimento de lado a lado. Além disso, há alguma evidência de que as escovas eléctricas podem ser menos abrasivas do que as escovas manuais[219] e úteis para crianças que usam aparelhos ortodônticos fixos.[217]

Os colutórios não estão indicados em crianças muito pequenas devido à sua incapacidade de cuspir. Embora certos elixires bucais contendo vários agentes farmacêuticos tenham demonstrado ter algum efeito antiplaca adjuvante em adultos,[220] há pouca justificação na literatura para a sua utilização em adolescentes. No entanto, dados recentes de um ensaio clínico controlado e aleatório de 3 anos com 641 adolescentes demonstraram que um dentífrico contendo 0,3% de triclosan com 2,0% de copolímero e 0,243% de fluoreto de sódio[221] teve um efeito clinicamente pequeno, mas estatisticamente significativo, na redução do desenvolvimento de perda de inserção no subconjunto de adolescentes com idades entre os 11 e os 13 anos com as bolsas periodontais médias mais elevadas.

Aconselhamento para deixar de fumar

O aconselhamento para deixar de fumar é uma tarefa indesejável para um doente adolescente, mas a evidência de manchas de nicotina ou o odor caraterístico de um cigarro recente na cavidade oral devem constituir o ímpeto para abordar o problema de forma sensível e com informações factuais claras sobre os riscos associados à continuação do hábito. O aconselhamento sobre o tabagismo prestado por um profissional de saúde pode influenciar até 5% dos doentes a deixarem de fumar.[222]

Destartarização, alisamento radicular e profilaxia

A base do controlo mecânico da placa bacteriana pelo profissional de medicina dentária é a destartarização, o alisamento radicular e a profilaxia para remover a placa supragengival e subgengival e os depósitos de cálculo que constituem factores locais de retenção da placa bacteriana.[223,224] Após a erupção dos dentes permanentes, a necessidade de realizar a destartarização supragengival e subgengival em crianças e adolescentes não deve ser subestimada, e a inflamação gengival persistente em qualquer paciente jovem que pareça estar a praticar um controlo razoável da placa supragengival está muito frequentemente relacionada com depósitos de cálculo subgengival previamente não detectados ou residuais. Vários estudos salientaram a prevalência surpreendentemente elevada do cálculo subgengival em indivíduos jovens e a sua natureza crónica e relação com a subsequente perda de inserção[225] fornecem uma justificação para a sua remoção utilizando técnicas de destartarização não cirúrgicas. Existem evidências sobre a eficácia da destartarização completa em conjunto com programas de higiene oral em adultos,[223,226,227] adolescentes e crianças.[227,228] Quando Chawla et al[228] monitorizaram diferentes regimes de tratamento em crianças de 12 a 15 anos durante 2 anos, demonstraram que os regimes mais intensivos que incorporavam profilaxia profissional e instrução de higiene oral produziam menos cálculos e melhor saúde gengival e periodontal do que os controlos. É importante compreender que o resultado da terapia pode ser comprometido pela ausência da componente de higiene oral[229,230] ou da componente de destartarização profissional da terapia em indivíduos jovens.[230] Suomi et al[228] mostraram que não houve diferenças significativas nos níveis de inserção num estudo longitudinal de 3 anos em jovens de 17 a 22 anos que receberam um número variável de profilaxias profissionais por ano sem instrução de higiene oral. Mais recentemente, um estudo com 136 indivíduos com idades entre os 14 e os 18 anos de um país em desenvolvimento[229] mostrou que uma única destartarização e instrução de higiene oral sem repetição e reforço teve efeitos mínimos na condição gengival ao longo de 2 anos. Dois programas diferentes de treino de higiene oral demonstraram não ter efeitos significativos na perda óssea em 227 crianças brasileiras com 13 anos de idade que foram monitorizadas durante 3 anos sem profilaxia profissional.[232] Em média, a perda óssea anual foi de 0,037 mm. Os autores concluíram que não é possível impedir a progressão da periodontite através do controlo de placa supragengival realizado pelo próprio e que a prevenção secundária da periodontite precoce em adolescentes é mais adequada do que a prevenção primária.

Por conseguinte, apesar de terem sido realizados relativamente poucos ensaios clínicos controlados e aleatorizados de terapêutica inicial não cirúrgica em grupos etários mais jovens, a redução das profundidades de sondagem inicialmente de 4 mm ou mais e o ganho de adesão têm sido consistentemente demonstrados em muitos estudos em todas as faixas etárias[223,224,226,227], e a hemorragia à sondagem pode ser reduzida para 27% ou menos.[224] Os factores críticos para um resultado bem sucedido da terapia são o cumprimento das medidas pessoais e profissionais de controlo da placa bacteriana e o desbridamento meticuloso da raiz.

Restaurações, endodontia, extracções, próteses e eliminação de factores locais

Quaisquer lesões cariosas, restaurações mal contornadas e dentes com envolvimento pulpar que necessitem de endodontia têm de ser tratados.[207] O aconselhamento preventivo para cáries não controladas incluiria aconselhamento dietético adequado para reduzir a frequência e a quantidade de hidratos de carbono refinados e açúcares; podem também ser considerados suplementos de flúor. Deve ser providenciada a extração de dentes com um prognóstico desesperado e deve(m) ser feita(s) prótese(s) parcial(ais) imediata(s) sempre que a estética ou a função sejam afectadas. Qualquer outro fator local modificável deve ser eliminado.

Resposta ao tratamento

A resposta à terapia periodontal inicial relacionada com a causa é crucial para decidir a fase seguinte do tratamento. Isto é determinado pela repetição dos índices periodontais de base cerca de 8-12 semanas após a conclusão da terapia inicial.[226] A sondagem deve ser evitada nas 3-4 semanas após o alisamento radicular para evitar a rutura do epitélio juncional longo em desenvolvimento e erros de medição relacionados com as alterações dos tecidos moles durante a cicatrização.[225] As questões específicas a serem colocadas incluem:

• A higiene oral e a saúde gengival são satisfatórias - a criança atingiu o seu potencial máximo de superfícies sem placa bacteriana e sem sangramento gengival marginal?

• As profundidades de sondagem são <4 mm e não há hemorragia à sondagem a partir da base da bolsa?

Em caso afirmativo, é necessária uma terapia de suporte. Em caso negativo, é necessária uma terapia corretiva (quadro 2).

<u>**Terapia corretiva**</u>

<u>**Gengivite:**</u>

Se a gengivite persistir após a terapia inicial, os conselhos sobre o controlo da placa bacteriana devem ser repetidos e reforçados, e devem ser feitos todos os esforços para melhorar a motivação do doente e dos pais.[207] Nos doentes com gengivite, deve verificar-se a presença de factores locais de retenção de placa, em particular depósitos residuais de cálculos subgengivais que exijam uma nova destartarização. O tratamento da gengivite relacionada com hormonas é o mesmo que o da gengivite crónica, embora, por vezes, em adolescentes, seja necessária a remoção do epúlide da gravidez se a lesão persistir após o parto.

A gengivectomia pode ser indicada para o tratamento do aumento gengival induzido por fármacos para melhorar a estética ou aumentar o controlo da placa bacteriana, após a conclusão da terapêutica inicial.[232,233] A história clínica deve incluir pormenores sobre a condição médica para a qual o medicamento foi prescrito, bem como o tipo, a dosagem, a frequência e a duração da terapêutica. A frequência das crises, ataques ou convulsões é relevante para o jovem com epilepsia e é útil saber se a criança ou o adolescente apresenta sinais de alerta de um ataque iminente. O médico, o consultor ou o especialista responsável pelo jovem doente deve ser contactado para esclarecer os pormenores, se necessário. Nos casos mais graves, em que o aumento da gengiva compromete a função (alimentação, mastigação) e a estética, pode ser necessário contactar o médico consultor sobre a possibilidade de ajustar ou alterar o regime de medicamentos. A utilização adjuvante de bochechos com clorexidina a 0,2% pode ser útil antes da cirurgia e durante a fase de cicatrização após a cirurgia.

<u>**Gengivite ulcerativa necrosante:**</u>

A gengivite ulcerosa necrosante responde à terapêutica inicial tradicional que envolve o desbridamento mecânico por meio de um raspador ultrassónico, instruções de higiene oral, mais a utilização de um elixir bucal oxidante (peróxido de hidrogénio a 3% e igual volume de água morna) e uma terapêutica antibiótica corretiva.[235] O metronidazol 200 mg ou 250 mg três vezes por dia pode ser necessário até as úlceras começarem a cicatrizar, possivelmente no prazo de 3 dias. Deve ser efectuada uma revisão a cada 2-3 dias até que os sintomas desapareçam. O elixir bucal com clorexidina a 0,2% como adjuvante ajuda na higiene oral. A recorrência pode ser uma caraterística desta doença, a menos que os factores de risco sejam eliminados. Por conseguinte, os conselhos para o controlo da placa bacteriana e o aconselhamento para deixar de fumar são aspectos importantes dos cuidados periodontais, mas também deve ser considerada a orientação adequada para a gestão do stress nos adolescentes afectados.

Eritema gengival linear em indivíduos VIH positivos:

O eritema gengival linear é carateristicamente refratário à terapia mecânica e às medidas de controlo da placa bacteriana inerentes à fase inicial do tratamento. Os bochechos diários com clorexidina podem ser úteis, sendo indicada a realização de consultas frequentes. Se o doente não responder, deve ser considerada a possibilidade de uma infeção fúngica, como a candidíase; esta pode ser tratada com agentes antifúngicos em consulta com o médico.[235,236]

Periodontite incipiente do adulto:

Em doentes com periodontite incipiente do adulto, as bolsas residuais que sangram à sondagem devem ser tratadas de novo, geralmente de forma não cirúrgica, em conjunto com conselhos de controlo da placa bacteriana e remotivação. A cirurgia de retalho periodontal pode ser considerada para o adolescente mais velho em casos selecionados.[237] Lang et al[25] demonstraram que a ausência de hemorragia à sondagem é um bom indicador de estabilidade periodontal, enquanto 30% dos locais que apresentam hemorragia à sondagem perderam mais aderência. Uma vez que não é previsível quais os locais com hemorragia que irão progredir, a lógica é aplanar as raízes dos locais afectados. A monitorização após o tratamento é necessária para avaliar a resposta ao tratamento e se está indicada uma terapia de suporte.

Periodontite de início precoce:

Para os doentes com periodontite de início precoce, a monitorização é efectuada um pouco mais cedo após a terapia inicial, cerca de 6-8 semanas. A utilização de agentes antimicrobianos sistémicos adjuvantes pode ser considerada nesta fase, quando a terapêutica relacionada com a causa tiver reduzido de forma inespecífica a massa da placa microbiana.[238] A terapêutica corretiva pode ser eficazmente realizada por meios não cirúrgicos ou cirúrgicos.[237,238,239,240] Idealmente, a terapêutica antibiótica deve basear-se na presença e nas proporções relativas da microflora subgengival recolhida da bolsa residual mais profunda em cada quadrante; a sensibilidade aos antibióticos não é feita por rotina, uma vez que o perfil da maioria dos potenciais agentes patogénicos é conhecido. Não existe consenso relativamente à utilização de antibióticos, mas três opções que têm sido investigadas no tratamento da periodontite localizada de início precoce incluem[241,242]

- Tetraciclina 250 mg quatro vezes por dia durante 12-14 dias

- Metronidazol 200 mg três vezes por dia durante 10 dias

- Metronidazol 250 mg e amoxicilina 375 mg três vezes por dia durante 7 dias.[243]

A tetraciclina é um agente inibidor da síntese proteica bacteriostático de largo espetro que se concentra no fluido crevicular gengival, se liga às superfícies dentárias e tem propriedades anti-colagenase.[241,242] O metronidazol inibe a síntese de ADN e é um agente bactericida eficaz contra os anaeróbios gram-negativos; o aparecimento de estirpes resistentes é considerado pouco frequente com este fármaco.[242] Saxen et al[244] demonstraram que o metronidazol era mais eficaz do que a tetraciclina na eliminação do *Actinobacillus actinomycetemcomitans* na periodontite localizada de início precoce. No entanto, a combinação de metronidazol com amoxicilina demonstrou ser o regime mais eficaz devido ao efeito sinérgico dos dois antibióticos e dos seus hidroximetabolitos.[245] A terapia antimicrobiana sistémica não deve ser administrada sem uma terapia mecânica prévia. A redução dos depósitos subgengivais e o rompimento do biofilme subgengival são pré-requisitos para um resultado favorável, uma vez que a estrutura do biofilme não perturbado impede que o antibiótico atinja os organismos-alvo.[241]

Estes princípios são igualmente aplicáveis à periodontite generalizada de início precoce, mas a microflora pode ser mais diversificada do que na forma localizada. A cirurgia foi bem sucedida na redução de *A. actinomycetemcomitans*, enquanto *Porphyromonas gingivalis* foi quase erradicada por terapia mecânica não cirúrgica.

A periodontite pré-púbere generalizada pode não responder à terapia mecânica e antibiótica, enquanto a periodontite pré-púbere localizada é mais ligeira e pode responder à terapia mecânica e a uma dose infantil de penicilina V.[246]

Síndrome de Papillon-Lefevre:

O tratamento da síndrome de Papillon-Lefevre é muitas vezes difícil, e a extração de todos os dentes permanentes tem sido, no passado, uma consequência inevitável da falta de resposta à terapia. No entanto, alguns relatos mais recentes forneceram uma fundamentação bem-sucedida para o tratamento envolvendo a extração dos dentes decíduos afetados para erradicar os patógenos periodontais putativos suspeitos e o uso de terapia antimicrobiana sistêmica durante a erupção da dentição permanente para eliminar qualquer reemergência desses patógenos.[247,248,249] A eliminação de *A. actinomycetemcomitans* parece ser crítica para um resultado bem-sucedido.[248,249] O tratamento durante a fase de dentição mista tem sido mais difícil, e a extração da dentição decídua, por si só, não tem sido suficiente para controlar a doença sem agentes antimicrobianos sistémicos adicionais especificamente dirigidos aos agentes patogénicos subgengivais identificados nas bolsas dos dentes permanentes já erupcionados. Tendo efectuado culturas bacterianas e testes de sensibilidade aos antibióticos para um doente com 9 anos de idade, a erradicação de *A. actinomycetemcomitans*

177

utilizando uma sucessão de diferentes antibióticos (minociclina 200 mg duas vezes por dia durante 2 semanas, eritromicina e tetraciclina combinadas, depois ofloxacina 300 mg por dia durante 1 mês) e cirurgia de retalho numa área acabou por parar a progressão da perda óssea durante o período de monitorização subsequente de 3 anos.[248]

Periodontite ulcerativa necrosante em indivíduos seropositivos:

Após a terapia inicial convencional para remover a placa bacteriana e o cálculo e evitar a progressão da doença, pode ser necessário remover os tecidos moles e o osso necróticos. Isto irá diminuir a carga microbiana e facilitar a chegada dos antibióticos aos locais afectados. A dor pode ser controlada com iodopovidona tópica. Os bochechos diários com clorexidina a 0,2% ajudam a controlar a placa bacteriana e a inflamação. O metronidazol é o antibiótico de eleição, uma vez que é específico para os anaeróbios, não predispõe o doente a uma super-infeção e reduz a$_{pain.}$ [235,236]

Outras condições genéticas e sistémicas associadas à periodontite:

Para algumas condições genéticas ou sistémicas com manifestações periodontais, pouco foi publicado sobre medidas terapêuticas específicas.[31] Assim, os problemas periodontais residuais após a terapia inicial devem ser identificados e geridos de acordo com os princípios terapêuticos descritos nas secções anteriores.

Problemas mucogengivais:

As medições da recessão, as fotografias clínicas e os modelos de estudo fornecem um meio útil de monitorizar a recessão após a terapia periodontal inicial. Em particular, devem ser monitorizados os conselhos de controlo da placa bacteriana utilizando uma técnica de escovagem atraumática. Qualquer fator traumático identificado durante a primeira fase do tratamento (tal como hábitos prejudiciais de "arrancar a gengiva") deve ser revisto. Durante o crescimento e desenvolvimento normais de uma criança, os defeitos mucogengivais podem ser eliminados espontaneamente, desde que seja estabelecido e mantido um nível adequado de higiene oral.[250,251,252] Por conseguinte, sempre que possível, a terapia corretiva deve ser adiada até que a criança ultrapasse a sua fase de crescimento ativo e as dimensões gengivais tenham atingido o seu potencial máximo.[253,254,255] Se a recessão gengival se resolver, diminuir ou permanecer estável e não houver preocupações com a estética ou a sensibilidade, então a terapia de suporte periodontal e a monitorização estão em ordem.

No entanto, a terapia corretiva pode ser indicada ocasionalmente. Pode ser necessário tratamento ortodôntico para corrigir um dente deslocado labialmente ou uma má oclusão que cause trauma gengival direto, e o tratamento do doente deve ser planeado em conjunto com o ortodontista. Existem evidências que apoiam a realização de uma frenectomia para remover uma inserção frenal elevada que esteja a impedir um controlo eficaz da placa bacteriana. Uma vez que o crescimento do adolescente esteja completo, vários procedimentos de recobrimento radicular podem ser previsíveis para defeitos de recessão onde não há perda de osso interdental ou de tecido mole, incluindo enxertos de tecido mole pediculados, enxertos de tecido mole livres (enxertos de tecido conjuntivo epitelial ou subepitelial), combinações dos dois ou regeneração tecidual guiada.[256]

Terapia ortodôntica:

A terapia ortodôntica pode ser necessária para o alinhamento dos dentes que migraram patologicamente (desvio) após uma perda óssea grave associada a uma periodontite de início precoce. Foi realizada relativamente pouca investigação sobre as causas da migração, mas foi demonstrado que os dentes afectados têm uma maior perda de inserção, enquanto outros factores de risco incluem inflamação dos tecidos e pressão, desarmonia oclusal, hábitos (hábitos labiais, bruxismo e impulso da língua) e tocar instrumentos;[257] muitos destes podem afetar indivíduos jovens. A migração pode apresentar-se nos dentes anteriores sob a forma de flaring (abertura labial), diastema e rotação, extrusão abaixo da linha da arcada, inclinação e desvio da linha média. Os efeitos potencialmente prejudiciais para o periodonto da movimentação de dentes com doença ativa existente não devem ser ultrapassados pelo desejo de melhorar a estética.[258] A terapia periodontal inicial e corretiva deve ser concluída antes de iniciar a terapia ortodôntica, e deve haver evidências da monitorização periodontal de que foi alcançada uma boa resposta tecidular em termos de redução das bolsas para menos de 4 mm e eliminação da hemorragia à sondagem. A placa deve estar bem controlada e o sangramento gengival marginal deve ser mínimo, uma vez que o uso de aparelhos ortodônticos é um fator de risco local para a doença periodontal. Escovas de dentes com tufos simples são um complemento útil para a limpeza dos dentes ao redor dos aparelhos fixos.[215] Da mesma forma, as escovas de dentes eléctricas com uma cabeça ortodôntica demonstraram ser úteis no controlo da saúde gengival em adolescentes com aparelhos fixos.[217] Suplementos de bochechos com flúor também são indicados para prevenir a desmineralização ao redor dos braquetes e acessórios, que criam locais de retenção de placa bacteriana. Tem de haver osso suficiente para que o tratamento ortodôntico seja efectuado, e pode ser necessária a retenção permanente do dente ou dentes alinhados. O planeamento do tratamento deve ser realizado em conjunto pelo ortodontista, periodontista, adolescente e a sua família. A manutenção periodontal de suporte é essencial durante o tratamento ortodôntico.

Terapia de apoio e recordação:

Os objectivos da terapia de apoio, formalmente designada por terapia de manutenção, são

i) Para prevenir a recorrência e a progressão da doença em pacientes que tenham sido previamente tratados para a doença periodontal,

ii) Para prevenir ou reduzir a incidência de perda de dentes e

iii) Aumentar a probabilidade de localizar e tratar outras doenças encontradas na cavidade oral.[259] (Gráfico.2)

O intervalo entre as consultas de terapia de suporte depende da resposta do doente ao tratamento, do controlo da placa bacteriana e do diagnóstico inicial. Por conseguinte, é necessária uma avaliação do controlo da placa bacteriana em conjunto com a monitorização do estado periodontal para determinar quaisquer necessidades de tratamento. A decisão de voltar a tratar baseia-se nestes resultados clínicos. Intervalos de reavaliação de 4-6 meses podem ser apropriados para a maioria dos pacientes jovens que foram tratados com sucesso para gengivite ou periodontite adulta incipiente, mas isto deve ser determinado numa base individual, tendo em conta o diagnóstico, os factores de risco, a motivação do paciente e a sua adesão. Os doentes com um historial de doença periodontal instável ou em progressão devem ser chamados com maior frequência. As formas de periodontite de início precoce necessitam de uma vigilância especial e, uma vez que o regresso aos níveis de agentes patogénicos anteriores ao tratamento pode demorar 9-11 semanas, os intervalos entre consultas não podem, normalmente, exceder 3 meses até haver evidência de estabilidade periodontal.[224] Muitos estudos relataram a eficácia da terapia de suporte na redução da progressão da gengivite para a periodontite e na redução da perda de inserção e da perda de dentes.[259]

11. **PREVENÇÃO**

O conteúdo básico da estratégia de prevenção é educar e motivar as crianças a estabelecerem procedimentos corretos de higiene oral. A escovagem dos dentes com uma frequência de duas vezes por dia deve ser uma rotina aquando da erupção do primeiro dente, e deve ser continuada na altura da erupção dos molares primários. Nas crianças em idade pré-escolar, o programa de higiene oral deve centrar-se na remoção mecânica da placa bacteriana através da utilização de uma escova de dentes. Relativamente à remoção da placa interdentária, recomenda-se que a utilização de fio dentário seja incluída nos procedimentos diários de higiene oral nos adolescentes. Os pacientes têm de ser bem instruídos para evitar qualquer dano ao tecido gengival, incluindo a papila dentária, durante o uso do fio dentário. Os adolescentes têm de ser bem informados sobre a causa da doença periodontal, com especial incidência na formação de cálculo supragengival e subgengival e na sua importância como fator de risco para o início e a progressão da doença periodontal.[260]

O agente químico antiplaca bem documentado, a clorexidina, pode ser utilizado durante um curto período de tempo para reduzir a acumulação de placa bacteriana e a inflamação gengival, por exemplo, em crianças submetidas a tratamento ortodôntico. Foi demonstrado que o tratamento com um verniz (cervitec) contendo clorexidina reduz a inflamação gengival, bem como os mediadores inflamatórios prostaglandina E2 e leucotrina B4 no fluido crevicular à volta dos dentes com aparelho ortodôntico em crianças sob tratamento ortodôntico. A melhoria da saúde periodontal manteve-se até 1 mês após a aplicação do agente.[260]

O agente triclosan, que é um fenol não iónico, demonstrou ter um efeito inibitório na inflamação gengival, para além do que pode ser contabilizado na redução da placa bacteriana. Num ensaio clínico controlado, aleatório, duplamente cego, realizado durante 3 anos em adolescentes, foi demonstrado que a utilização de dentífricos contendo triclosan (0,3%) reduziu significativamente a perda de inserção periodontal. Com base em estudos in vitro em culturas de células, sugere-se que o efeito do agente na inflamação gengival se deve ao efeito inibitório do triclosan na biossíntese da prostaglandina E2 induzida pelos mediadores pró-inflamatórios IL-β. O triclosan é atualmente um constituinte comum da pasta de dentes.[260]

O controlo da doença periodontal através da remoção regular da placa bacteriana baseia-se no facto de que, se a placa supragengival não for removida, tornar-se-á subgengival com potencial para ser colonizada por bactérias patogénicas.

ABORDAGENS BÁSICAS PARA O CONTROLO DA PLACA BACTERIANA

Controlo mecânico da placa bacteriana

O controlo mecânico individual da placa é conseguido através de:

1. Escova de dentes: manual ou eléctrica

2. Ajudas interdentais:

- Fio dentário

> Não encerado

> Encerado

- Palhetas triangulares:

> De mão

> Palheta Proxa

- Pincéis: proxa bruh, pincel de garrafa

- Fios, tiras de gaze, limpa-cachimbos

3. Outros:

- Estimulador de ponta de borracha

- Irrigadores de água

<u>**Controlo químico da placa bacteriana**</u>

Produtos químicos utilizados para o controlo da placa supragengival [classificação de Addy][1]

1. **Antibióticos**

- Penicilina

- Vancomicina

- Canamicina

- Eritromicina

- Espiramicina

- Metronidazol

2. **Enzimas**

- Mucinase

- Protease

- Lipase

- Amilase

- Elastase

- Lactoperoxidase

- Hipohiocinase

- Mutanase

3. **Compostos de amónio quaternário**

- Cloreto de cetilpirídio

- Cloreto de benzetónio

- Cloreto de benzalcónio

- Brometo de domifeno

4.   Bisbiguanidas

- Clorexidina

- Alexidina

- Octenidina/Bispiridinas

5.   Sais metálicos

- Cobre

- Lata

- Zinco

6.   Extractos de ervas

- Sanguinarina

7.   Fluoreto

- Fluoreto de estrôncio

8.   Agentes oxigenantes

- Peróxido de hidrogénio

9.   Compostos fenólicos

- Timol

- Mentol

- Eucaliptol

10. outros anti-sépticos

- Iodo

- Iodopovidine

- Hipoclorito de sódio

- Hexidina

- Triclosan

A escovagem dos dentes é fundamental para a higiene oral. As crianças diferem na destreza manual e na forma como seguram as escovas de dentes. A eficácia de uma escova de dentes, convencional ou eléctrica, depende da forma como a escovagem é efectuada. A técnica de escovagem mais comum entre as crianças é a escovagem horizontal, porque é fácil de aprender. Mas à medida que a criança cresce e a destreza manual aumenta, devem ser-lhe ensinadas técnicas de escovagem diferentes para uma melhor manutenção da higiene oral. As diferentes técnicas de escovagem utilizadas até hoje são as seguintes

1. Método de baixo

2. Método de Bass modificado

3. Método de Stillman

4. Método de Stillman modificado

5. Método da Carta

6. Técnica Fones

7. Técnica de esfregaço

8. Vertical: Método Leonard

9. Método horizontal

10. Fisiológico: Método de Smith

1. <u>MÉTODO DE BASS/ MÉTODO SULCULAR</u>[261] (Figura 28)

É amplamente aceite como um método eficaz para a remoção do biofilme dentário adjacente e diretamente sob a margem gengival.

<u>Técnica:</u>

1. Colocar a cabeça de uma escova macia paralelamente ao plano oclusal, com a cabeça da escova a cobrir três dentes, começando pelo dente mais distal da arcada.

2. Colocar as cerdas na margem gengival, estabelecendo um ângulo de 45 graus em relação ao longo eixo dos dentes.

3. Exerça uma pressão vibratória suave, utilizando movimentos curtos para a frente e para trás sem deslocar as pontas das cerdas. Isto força as extremidades das cerdas para os sulcos, bem como para as aberturas interproximais e deve produzir um branqueamento percetível da gengiva.

4. Completar 20 braçadas na mesma posição.

5. Levantar a escova, deslocá-la para a frente e repetir o processo para os três dentes seguintes. Para ajudar a alcançar as superfícies linguais dos dentes anteriores, se a escova parecer demasiado grande, insira-a verticalmente. Pressionar a base da escova nos sulcos gengivais e nas superfícies proximais num ângulo de 45° em relação ao longo eixo dos dentes. Ativar a escova com 20 movimentos vibratórios curtos.

Para alcançar as superfícies oclusais, pressione firmemente as cerdas nas fossas e fissuras. Ativar a escova em 20 movimentos curtos para a frente e para trás, avançando secção a secção até todos os dentes posteriores em todos os quadrantes estarem limpos. Para alcançar as superfícies distais do último dente da arcada, abra bem a boca e vibre a ponta da escova contra essa superfície, 20 vezes para cada dente.

<u>Vantagens</u>

1. O movimento curto para a frente e para trás é fácil de dominar.

2. A ação de limpeza concentra-se nas porções cervicais e interproximais dos dentes, onde se localiza a maior parte da placa dentária prejudicial à gengiva.

<u>Erros:</u>

1. Colocação das cerdas na gengiva anexa, em vez de no sulco gengival. Quando a escova é activada, a margem gengival e as superfícies dentárias são negligenciadas; enquanto a gengiva aderente e a mucosa alveolar são traumatizadas.

2. As cerdas são pressionadas contra os dentes em vez de serem direcionadas para os sulcos gengivais. A ativação da escova limpa as superfícies faciais, mas não

limpa as superfícies interproximais e as superfícies ao longo da margem gengival.

3. O relaxamento do braço devido ao cansaço permite que a escova deslize para baixo, criando um ângulo entre o plano oclusal e o eixo longo da escova. Isto impede que a maior parte das cerdas penetre adequadamente na zona interproximal e nos sulcos gengivais.

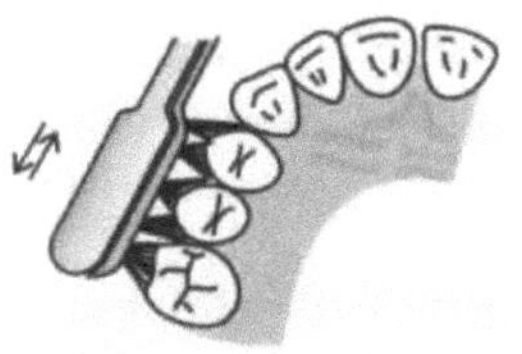

Tooth brush position on facial and facio-proximal, surfaces of maxillary molars

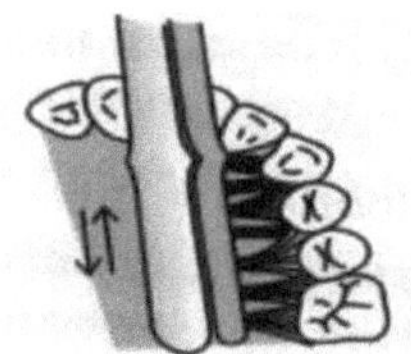

Tooth brush position on molars and premolars.

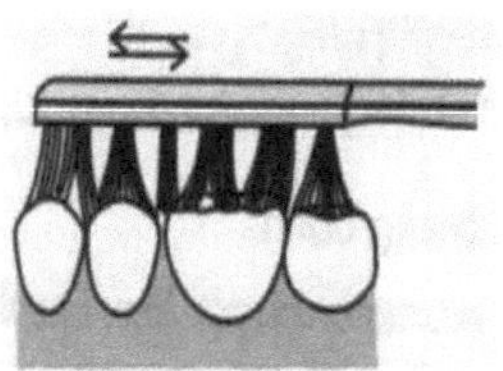

Brush position on occlusal surfaces

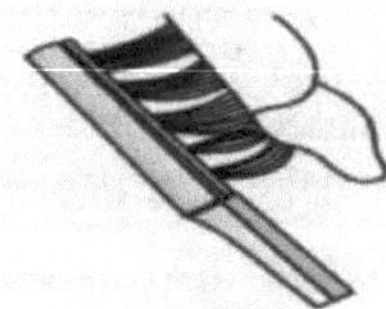

Palatal position on incisors

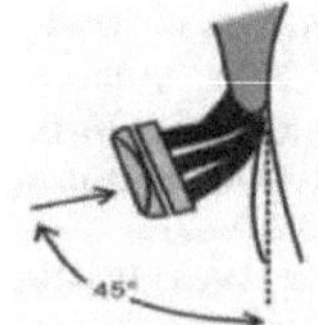

Intrasulcus position of brush at 45° angle to the long axis of the tooth

Figure 28: Método Bass de escovagem dos dentes

2. <u>MÉTODO DO BAIXO MODIFICADO:</u>

A primeira parte do método de Bass modificado é idêntica ao método de Bass. A modificação consiste em varrer as cerdas para baixo sobre a superfície do dente oclusalmente, depois de completar o movimento vibratório nos sulcos gengivais.

3. <u>MÉTODO DE STILLMAN:</u>[261] (Figura 29)

Tal como foi originalmente descrito por Stillman, o método foi concebido para massagem e estimulação, bem como para a limpeza das áreas cervicais.* Com a técnica de Stillman, as extremidades das cerdas são colocadas num ângulo de 45°, com as cerdas colocadas parcialmente na gengiva e parcialmente na parte cervical dos dentes.

Uma vez colocadas as cerdas, aplica-se pressão para branquear a gengiva e aplica-se um movimento rotativo vibratório suave mas firme à escova, mantendo as cerdas na mesma posição.

<u>Vantagem:</u>

Elimina os depósitos moles das zonas cervicais.

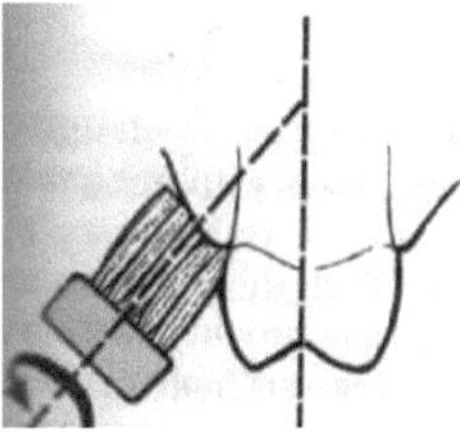

A escova está inclinada num ângulo de aproximadamente 45° em relação ao eixo longo do dente

Figure 29:   Método de Stillman para escovar os dentes

4. <u>TÉCNICA DE STILLMAN MODIFICADA:</u>[261] (Figura 30)

Incorpora um curso de rolamento após a fase vibratória (rotativa). A técnica minimiza a possibilidade de trauma gengival e aumenta os efeitos de remoção do biofilme.

1.   A escova macia ou média com várias cerdas deve ser colocada com as extremidades das cerdas apoiadas parcialmente na porção cervical dos dentes e parcialmente na gengiva adjacente, apontando para uma posição apical, direcionada para uma posição oblíqua

ângulo em relação ao eixo longo dos dentes.

2. A pressão é aplicada lateralmente contra a margem gengival para produzir um branqueamento percetível.

3. A escova é activada com 20 movimentos curtos para a frente e para trás e é

movida simultaneamente na direção coronal ao longo da gengiva aderente, da margem gengival e da superfície do dente. Este processo é repetido em todos os dentes.

Para alcançar as superfícies linguais dos incisivos maxilares e mandibulares, o cabo da escova é mantido numa posição vertical, envolvendo o calcanhar da escova. Com esta técnica, são utilizados os lados e não as extremidades das cerdas, evitando a penetração das cerdas nos sulcos gengivais.

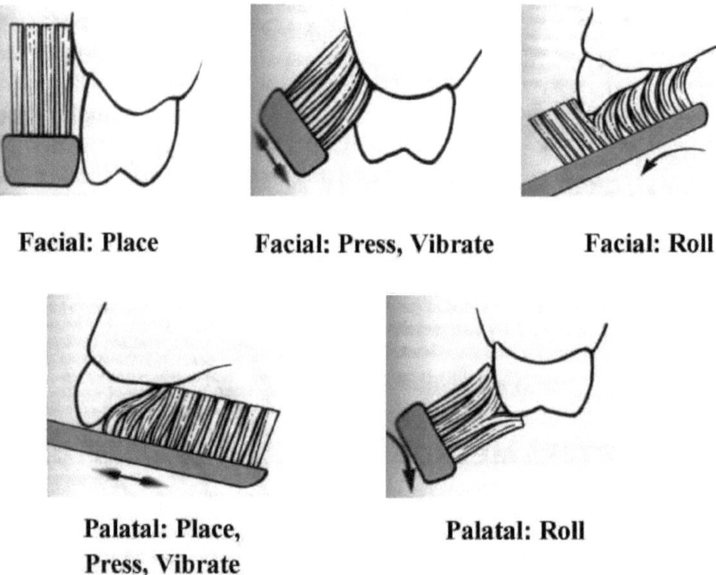

Figura 30: Técnica de Stillman modificada de escovagem dos dentes

<u>Vantagens:</u>

O método de Stillman modificado pode ser recomendado para a limpeza de áreas com recessão gengival progressiva e exposição radicular para evitar a destruição abrasiva dos tecidos.

5. <u>Método de fretamento:</u> [261]

Esta técnica foi descrita pelo Dr. W.J. Charters.

1. Uma escova macia ou média, com vários tufos, é colocada sobre o dente com

as cerdas a apontar para a coroa num ângulo de 45° em relação ao longo eixo dos dentes.

2. Os lados das cerdas são flexionados contra a gengiva, e o movimento vibratório para a frente e para trás é utilizado para massajar a gengiva.

Vantagens:

Este método é particularmente eficaz em casos com papilas interdentais recuadas, é adequado para a remoção suave da placa bacteriana e para a massagem gengival, quando se utiliza uma escova macia, e esta técnica pode ser recomendada para a limpeza temporária em áreas de feridas cicatrizadas após cirurgia periodontal.

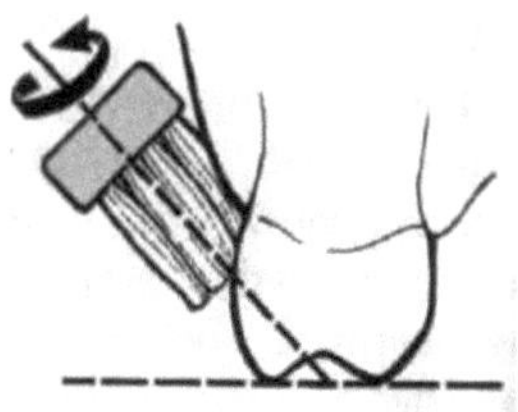
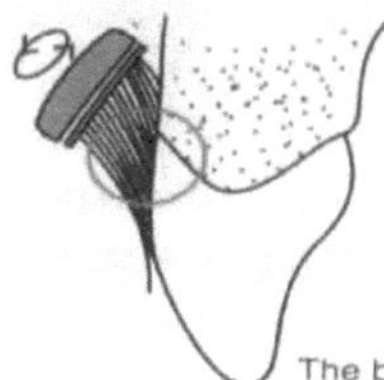

As cerdas são pressionadas lateralmente contra os dentes e a gengiva

Figure 31:   Método de escovagem de dentes por carta

6.   TÉCNICA DOS FONES/MÉTODO DO ROLO: [261]

Esta técnica foi desenvolvida por Alferd C. Fones para crianças pequenas.

Técnica:

1. Com os dentes fechados, colocar a escova no interior da bochecha com as pontas da escova a tocar ligeiramente na gengiva sobre o último molar superior.

2. Utilizar um movimento rápido e circular que varra da gengiva maxilar para a gengiva mandibular e para a gengiva mandibular com muito pouca pressão.

3. Colocar os dentes anteriores em contacto borda a borda e manter o lábio para fora quando necessário para fazer os movimentos circulares contínuos.

4. As superfícies dentárias linguais e palatinas requerem uma escovagem para dentro e para fora. A escova varre o palato na arcada maxilar e vai e volta para os molares na arcada mandibular.

Vantagens: É popular porque é muito fácil de aprender.

Desvantagem: As margens gengivais enroladas impedem a remoção da placa bacteriana da zona do sulco.

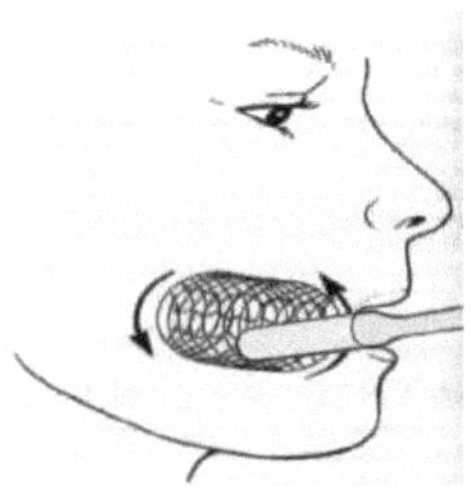

Com os dentes fechados, um movimento circular estende-se da gengiva maxilar

à gengiva mandibular, utilizando uma ligeira pressão

Figure 32: Técnica Fones de escovagem dos dentes

7. <u>TÉCNICA DE ESFREGAÇO:</u> [261]

Um procedimento de escovagem consiste numa combinação vigorosa de movimentos horizontais, verticais e circulares, com alguns movimentos vibratórios em determinadas áreas. É o método mais simples.

Vantagem:

É fácil de dominar.

Desvantagem:

A má remoção da placa bacteriana provoca abrasão cervical e recessão gengival.

8. <u>VERTICAL: MÉTODO LEONARD</u>[261]

Tal como descrito por Hirschfeld,[261] o movimento ascendente e descendente era empregue quando os dentes eram limpos com uma escova de dentes primitiva e rudimentar. A verdadeira escovagem vertical passa da gengiva sobre os dentes maxilares para a gengiva sobre os dentes mandibulares, com um movimento vigoroso de varrimento. Leonard[262] descreveu e defendeu uma escovagem vertical em que os dentes maxilares e mandibulares eram escovados separadamente. Parafraseado, o seu método é descrito da seguinte forma;

a.   Com os dentes em ângulo reto, colocar a escova com os filamentos contra os dentes, perpendicularmente aos eixos longos dos dentes.

b.   Escovar vigorosamente, sem grande pressão, com um movimento maioritariamente ascendente e descendente sobre as superfícies dentárias, com apenas uma ligeira rotação ou movimento circular depois de atingir a margem gengival com força.

c.   Utilize pressão suficiente para forçar os filamentos nos encaixes, mas não o suficiente para danificar o pincel.

d.   Os dentes superiores e inferiores não são escovados na mesma série de movimentos. Os dentes são colocados de borda a borda para evitar que a escova escorregue

as superfícies oclusais ou incisais.

9. <u>MÉTODO HORIZONTAL</u>[261]

A escovagem horizontal ou transversal é geralmente reconhecida como prejudicial. Uma escovagem ilimitada com um movimento de esfregar horizontal exerce pressão sobre os dentes que estão inclinados ou proeminentes na face. Com a utilização de um dentífrico abrasivo, esta escovagem pode produzir abrasão dentária. Uma vez que as áreas interdentais não são tocadas por este método, o biofilme dentário pode permanecer inalterado nas superfícies proximais.

10. <u>FISIOLÓGICO: MÉTODO DE SMITH</u>

O método fisiológico foi descrito por Smith[263] defendido mais tarde por Bell.*

Baseava-se no princípio de que a escova de dentes deveria seguir o mesmo percurso fisiológico que os alimentos seguem quando atravessam os tecidos num ato de mastigação natural.

Utilizou-se uma escova macia com pequenos tufos de cerdas finas dispostas em quatro filas paralelas e aparadas a um comprimento uniforme, numa escovagem dirigida para baixo, sobre os dentes inferiores, para a gengiva, e para cima, sobre os dentes superiores. Smith também sugeriu alguns movimentos horizontais suaves para limpar a parte dos sulcos diretamente sobre as bifurcações das raízes.

12. <u>Resumo e conclusões</u>

<u>Resumo:</u>

As doenças periodontais que afectam as crianças e os adolescentes são numerosas e podem ser convenientemente agrupadas nas seguintes entidades: gengivite; formas de periodontite de início precoce; gengivite/periodontite necrosante; periodontite incipiente do adulto; e periodontite associada a doenças sistémicas. Existem outras categorias dentro destas definições gerais; por exemplo, a gengivite tem muitas formas, que incluem o crescimento excessivo da gengiva. A forma mais comum nas crianças é a gengivite relacionada com a puberdade.

Da mesma forma, a periodontite de início precoce pode ser localizada ou generalizada. Periodontite de início precoce incidental é o termo utilizado para designar formas de periodontite de início precoce que não são suficientemente extensas ou não têm a distribuição necessária para se enquadrarem na categoria localizada ou generalizada.

Todas as doenças periodontais de início precoce são iniciadas por microrganismos da placa dentária e resultam numa progressão destrutiva da doença em indivíduos susceptíveis. O que determina se um doente sofre de uma destas doenças são os organismos infectantes e a resposta resultante do hospedeiro.

O aumento da presença de placa bacteriana e gengivite nos adolescentes está associado a bolsas periodontais progressivas. No entanto, a associação entre o nível de gengivite e a destruição periodontal não parece ser muito forte entre os adolescentes. A falta de uma relação entre a gengivite e a periodontite dificulta a avaliação da eficácia das actividades de promoção da saúde, a não ser aceitar que, sem inflamação gengival, a periodontite não se seguirá e que a prevenção da gengivite pode ser uma abordagem preventiva primária à periodontite.

Existem provas fortes e cada vez mais numerosas de que uma variedade de doenças sistémicas predisponentes, condições e factores comportamentais, incluindo a diabetes, o VIH/SIDA, factores genéticos do hospedeiro, o tabagismo e o stress, desempenham papéis importantes na causa da doença periodontal. Ao contrário da prevenção da gengivite através do ensino de uma boa higiene oral, a profissão de dentista está apenas a começar a compreender que o controlo destes factores adversos, em particular o tabagismo, já em crianças e adolescentes, tem uma importância primordial no desenvolvimento da doença periodontal.

A prioridade da preocupação deve ser sempre a descoberta e o controlo das causas de incidência. A evidência atual do tabagismo em relação à incidência da periodontite é mais forte do que qualquer outro fator evitável. Além disso, os ganhos em termos de saúde geral decorrentes da diminuição do tabagismo são excecionalmente importantes, o que, além disso, justifica o enfoque preventivo nas questões anti-tabágicas no âmbito da profissão de dentista.

A importância do controlo da placa bacteriana, tanto na gengivite como na periodontite, continua a ser a base da prevenção da doença periodontal em crianças e adolescentes, mas uma maior prevenção exige uma maior ênfase nas doenças sistémicas e nos factores de risco ambientais. Sugere-se uma abordagem comum dos factores de risco baseada numa estratégia populacional como o principal método de prevenção das doenças periodontais entre os jovens.

CONCLUSÕES:

Com base nos dados existentes, podem ser tiradas várias conclusões:

1. A placa bacteriana é o principal agente causador das doenças periodontais que afectam os indivíduos mais jovens, mas o equilíbrio entre o desafio bacteriano e a resposta do hospedeiro é importante, tal como nos grupos etários mais velhos.

2. Os factores de risco periodontal locais e sistémicos podem ser identificados durante a história e o exame da criança ou do adolescente.

3. O rastreio periodontal deve ser uma parte integrante do exame dentário de crianças e adolescentes. O exame periodontal básico demora menos de 1-2 minutos a realizar nos dentes indicadores designados e indica a presença de hemorragia após sondagem, cálculo, factores de retenção de placa e bolsas. O

exame periodontal básico fornece uma base para determinar os pacientes que beneficiariam de um exame periodontal mais pormenorizado e de uma terapia mais complexa. O sistema equivalente nos Estados Unidos é o sistema de rastreio e registo periodontal.

4. Algumas condições periodontais, como a gengivite, são prevalentes e respondem a uma terapia periodontal inicial simples e não cirúrgica. A terapia cirúrgica corretiva pode ser indicada para alguns indivíduos jovens com aumento gengival induzido por medicamentos.

5. A gengivite pode progredir para uma periodontite adulta incipiente numa proporção considerável de adolescentes. Embora a prevalência, extensão e gravidade aumentem com a idade, esta não é geralmente uma forma grave de periodontite, e a progressão pode ser bastante lenta se não for tratada. No entanto, isto representa a transição de uma condição periodontal reversível para uma irreversível e, como os efeitos da degradação periodontal se tornarão cumulativos ao longo da vida do doente, a terapia deve ter como objetivo prevenir ou limitar a progressão.

6. As formas de periodontite de início precoce têm uma baixa prevalência, mas podem ser graves e rapidamente destrutivas, pelo que a deteção precoce através de rastreio e exame periodontal de rotina é essencial para que o tratamento possa ser iniciado o mais rapidamente possível. Foram identificadas formas localizadas e generalizadas que afectam a dentição decídua (periodontite pré-púbere) e/ou a dentição permanente (periodontite localizada de início precoce ou periodontite generalizada de início precoce). Uma outra forma de periodontite de início precoce designada por perda incidental de inserção foi descrita em adolescentes.

7. Uma minoria de indivíduos jovens com envolvimento periodontal pode apresentar síndromes raras, condições médicas, condições genéticas, problemas sistémicos ou doenças periodontais necrosantes que requerem a colaboração entre o médico ou pediatra e o periodontista especialista.

8. Os problemas mucogengivais podem ser uma queixa presente nos grupos

etários mais jovens. Estes devem ser claramente diferenciados das doenças periodontais induzidas pela placa bacteriana e a compreensão dos factores predisponentes ajudará ao diagnóstico e à gestão.

9. O tratamento periodontal deve seguir os princípios básicos da terapia inicial relacionada com a causa, corretiva e de apoio. Deve ter em conta a idade, a cooperação, a motivação e o apoio familiar da criança ou do adolescente e deve refletir o diagnóstico periodontal.

É evidente que as doenças gengivais e periodontais podem apresentar-se em crianças e adolescentes sob uma variedade de formas, a maioria das quais é passível de uma terapia periodontal adequada. O sistema de classificação das doenças gengivais e periodontais em crianças e adolescentes continua a evoluir, reflectindo uma compreensão mais profunda da natureza das doenças em estudo. Não se chegou a um ponto final nesta área dinâmica de investigação, e ainda é necessário mais trabalho antes de as questões serem resolvidas.

13. REFERÊNCIAS:

1. **Reddy S.** Essentials of Clinical Periodontolology and Periodontics; Second Edition, Jaypee Brothers Medical Publishers (P) Ltd, New Delhi; Página 3.

2. **Ranney RR.** Classificação das doenças periodontais. Periodontol 20001993; 2:13 - 25.

3. Conferência Internacional sobre Cuidados de Saúde Primários, Alma Ata, URSS, 612 de setembro de 1978, **(Organização Mundial de Saúde, Genebra 1978).**

4. **Socransky SS, Haffajee AD.** Ecologia microbiana do Periodontol. Periodontolol 2000-2005; 38: 135-187.

5. **Newman MG, Takei HH, Klokkevold PR, Carranza FA.** Periodontologia Clínica; Décima Edição, Publicação Elsevier, Missouri; Página 1.

6. **Sutcliffe P.** A longitudinal study of gingivitis and puberty (Um estudo longitudinal da gengivite e da puberdade). J Periodontol Res 1972; 7: 52-58.

7. **Robinson PJ, Stoller NH, Vilardi M, Cohen DW.** Avaliação clínica do efeito de um elixir bucal com enzimas proteolíticas na placa bacteriana e na gengivite em adultos jovens. Community Dent Oral Epidemiol 1975; 3: 271-275.

8. **Pedersen PH, Agerbaek N, Theilade E.** Gengivite experimental em indivíduos jovens e idosos. J Clin Periodontol 1975; 2: 14-24.

9. **Birkeland J M, Jorkjend L.** Effect of mouth rinsing and tooth brushing with fluoride solutions on caries among Norwegian schoolchildren. Community Dent Oral Epidemiol 1975; 3(5): 201-207.

10. **Ainamo J, Talari A.** The increase with age of the width of attached gingiva. J Periodontol Res 1976; 11: 182-188.

11. **Waerhaug J.** Controlo da placa bacteriana no tratamento da periodontite juvenil. J Clin Periodontol 1977; 4: 29-40.

12. **Agerbaek N, Poulsen S, Melsen B, Glavind L.** Effect of professional tooth

cleansing every third week on gingivitis and dental caries in children. Community Dent Oral Epidemiol 1977; 6: 40-41.

13. **Matsson L.** Desenvolvimento de gengivite em crianças em idade pré-escolar e jovens adultos. J Clin Periodontol 1978; 5: 24-34.

14. **Cutress TW, Hunter PBV, Beck DJ, de Souja P.** A comparison of WHO Periodontol Status Index with the Periodontol and Oral Hygiene Indices. Community Dent Oral Epidemiol 1978; 6: 245-252.

15. **Horowitz AM, Suomi JD, Peterson JK, Mathews BL, Voglesong RH, Lyman BA.** Effect of supervised daily dental plaque removal by children after 3 years. Community Dent Oral Epidemiol 1980; 8: 171176.

16. **Mann J, Cormier PP, Green P, Ram CA, Miller MF, Ship II.** Perda de ligação periodontol em adolescentes. Community Dent Oral Epidemiol 1981; 9: 135-141.

17. **Spencer AJ, Beighton D, Higgins TJ**. Doença periodontal em crianças de cinco e seis anos de idade. J Periodontol 1983; 54(1): 19-22.

18. **Savitt ED, Socransky SS.** Distribuição de certas espécies microbianas subgengivais em condições periodontais selecionadas. J Periodontol Res 1984; 19: 111-123.

19. **Haffajee AD, Socransky SS, Ebersole JL, Smith DJ.** Caraterísticas clínicas, microbiológicas e imunológicas associadas ao tratamento de lesões de periodontite ativa. J Clin Periodontol 1984; 11: 600-618.

20. **Gjermo P, Bellini HT, Santos VP, Martins JG, Ferracyoli JR.** Prevalência de perda óssea em um grupo de adolescentes brasileiros avaliada em radiografias de asa de mordida. J Clin Periodontol 1984; 11: 104-113.

21. **Dzink JL, Tanner ACR, Haffajee AD, Socransky SS.** Espécies Gram negativas associadas a lesões destrutivas activas do periodonto. J Clin Periodontol 1985; 12: 648-659.

22. **Razak AI**. Toothbrushing effectiveness of a group of six year old uninstructed schoolchildren. Dent J Malays 1985; 8(2):27-30.

23. **Addy M, Dummer PMH, Griffiths G, Hicks R, Kingdon A, Shaw WC.** Prevalência de placa bacteriana, gengivite e cárie em crianças de 11-12 anos de idade no Sul do País de Gales. Community Dent Oral Epidemiol 1986; 14: 115-118.

24. **Bosma RW, van Dijk LJ.** Doença periodontal na síndrome de Down: uma revisão. J Clin Periodontol 1986; 13: 64-73.

25. **Lang NP, Joss A, Orsanic T, Gusberti FA, Siegrist BE.** Hemorragia à sondagem - Um indicador da progressão da doença periodontal? J Clin Periodontol 1986; 13: 590-596.

26. **Kesztkelyi G, Szabo I.** Perda de inserção em molares primários. J Clin Periodontol 1987; 14: 48-51.

27. **Wolfe MD, Carlos JP.** Doença periodontal em adolescentes: achados epidemiológicos em índios Navajo. Community Dent Oral Epidemiol 1987; 15: 33-40.

28. **Kallestal C, Matsson L.** Critérios para avaliação da perda óssea interproximal em radiografias bitewing em adolescentes. J Clin Periodontol 1989; 16: 300-304.

29. **Robertson JA McL, Reade PC, Steidler NE, Spencer AJ.** A dental survey of Tibetian children in Dharamsala. Community Dent Oral Epidemiol 1989; 17: 44-6.

30. **Rodrigues CR, Ando T, Guimaraes LO.** Índice gengival simplificado para as idades de 4 a 6 e 7 a 10 anos (dentição decídua e mista). Rev Odontol Univ São Paulo 1989; 3(3): 414-419.

31. **Matsson L, Moller C.** Reacções inflamatórias gengivais em crianças com rinoconjuntivite devido a polinose de bétula. Scand J Dent Res 1990; 98: 504-509.

32. **Clerehugh V, Lennon MA, Worthington HV.** 5 year results of a longitudinal study of early Periodontitis in 14 to 19 year old adolescents. J Clin Periodontol 1990; 17: 702-708.

33. **Dos Santos VI, Lascala NT, Ando T, Korytnicki D.** A duração e a eficiência da escovação dentária em crianças de 4 a 6 anos de idade. Rev Odontol Univ São Paulo 1990; 4(4): 318-322.

34. **Wagaiyu EG, Ashley FP.** Respiração bucal, selamento labial e cobertura do lábio superior e a sua relação com a inflamação gengival em crianças de 11-14 anos de idade. J Clin Periodontol 1991; 18: 698-702.

35. **Vyas HA, Damle SG.** Estudo comparativo do estado de saúde oral de crianças mentalmente subnormais, com deficiência física. Delinquentes juvenis e crianças normais de Bombaim. J Ind Soc Pedod Prev Dent 1991; 9(1): 1316.

36. **Tewari A, Gauba K, Goyal A.** Evaluation of existing status of knowledge, practise and attitude towards oral health of rural communities of Haryana, India. J Ind Soc Pedod Prev Dent 1991; 9(1): 21-30.

37. **Sjodin B, Matsson L.** Nível ósseo marginal na dentição decídua normal. J Clin Periodontol 1992; 19: 672-678.

38. **Hsu SC, Hwang TJ, Guo MK.** A eficácia da escova de dentes ortodôntica na remoção da placa bacteriana em pacientes ortodônticos. China dent J 1992; 11(3): 86-92.

39. **Christersson LA, Zambon JJ.** Supressão de Acitinobacillus actinomycelemcomitans subgengival em Periodontolite juvenil localizada por tetraciclina sistémica. J Clin Periodontol 1993; 20: 395-401.

40. **Dubey R, Jalili VP, Garg S.** Oral hygiene and gingival status in orthodontics patients. J Pierre Fauchard Acad 1993; 7(2): 43-54.

41. **Rao SP, Bharambe MS.** Cárie dentária e doenças periodontais em crianças de escolas urbanas, rurais e tribais. Indian Pediatr 1993; 30(6): 759764.

42. **Sjodin B, Matsson L.** Marginal bone loss in the primary dentition - A survey of 7 to 9 year old children in Sweden, J Clin Periodontol 1994; 21: 313-319.

43. **Chopra S, Taneja JR, Rai J.** Study of microflora in well nourished and mal nourished children in relation to dental caries. J Ind Soc Pedod Prev Dent 1994; 12(1): 17-20.

44. **Bhowate RR, Borle SR, Chinchkhede DH, Gondhalekar RV.** Dental health amongst 11 to 15 year old children in Sevagram, Maharashtra (Saúde dentária entre crianças de 11 a 15 anos em Sevagram, Maharashtra). Ind J Dent Res 1994; 5(2): 65-68.

45. **Bimstein E, Matsson L, Soskolne AW, Lustmann J.** Caraterísticas histiológicas da gengiva associada aos dentes decíduos e permanentes de crianças. Pediatr Dent 1994; 16(3): 206-210.

46. **Lopez NJ, Mellado JC, Giglio MS, Leighton GX.** Ocorrência de certas espécies e morfotipos bacterianos na periodontite juvenil no Chile. J Peridontol 1995; 66(7): 559-567.

47. **Amitha H, Munshi AK.** Efeito do colutório de gluconato de clorexidina na microflora da placa bacteriana em crianças que usam aparelhos intra-orais. J Clin Pediatr Dent 1995; 20(1): 23-29.

48. **Lopez NJ, Mellado JC, Leighton GX.** Ocorrência de *Actinobacillus actinomycetemcomitans, Porphyromonas gingivalis* e *Prevotella intermedia* na periodontite juvenil. J Clin Periodontol 1996; 23: 101105.

49. **Bhavsar JP, Damle SG.** Cárie dentária e higiene oral entre crianças deficientes de 12 a 14 anos de idade de Bombaim, Índia. J Ind Soc Pedod Prev Dent 1996; 14(1): 1-3.

50. **Seymour RA, Thomason JM, Ellis JS.** A patogénese do crescimento gengival induzido por medicamentos. J Clin Periodontol 1996: 23: 165-175.

51. **Alexander S, Hegde S, Sudha P.** Prevalência de má oclusão e estado periodontal em crianças tibetanas da escola de Kushalnagar, distrito de Mysore. J

Ind Soc Pedod Prev Dent 1997; 15(4): 114-117.

52. **Shapira L, Scklesinger M, Bimstein E.** Possível herança autossómica dominante de periodontite pré-púbere em parentesco alargado. J Clin Periodontol 1997; 24: 388-393.

53. **Albandar JM, Brown LJ, Loe H.** Putative Periodontolal pathogens in subgingival plaque of ypung adults with and without early onset periodontitis. J Periodontol 1997; 68: 973-981.

54. **Dibart S, Chapple ILC, Skobe Z, Shusterman S, Nedleman HL.** Achados microbiológicos na periodontite pré-púbere: Um relato de caso. J Peridont 1998; 69: 1172-1175.

55. **Sreedevi H, Munshi AK.** Quimiotaxia de neutrófilos na síndrome de Down e em crianças normais para *actinobacillus actinomycetemcomitans*. J Clin Pediatr Dent 1998; 22(2):141-146.

56. **Kononen E, Kanervo A, Takala A, Asikainen S, Somer HJ.** Estabelecimento de anaeróbios orais durante o primeiro ano de vida. J Dent Res 1999; 78(10): 1634-1639.

57. **Armitage GC.** Desenvolvimento de um sistema de classificação para doenças e condições periodontais. Ann Peridontol 1999; 4(1): 1-6.

58. **Goel P, Sequeira P, Peter S.** Prevalência de doença dentária entre crianças de 5 a 6 e 12-13 anos de idade do município de Puttur, estado de Karnataka, Índia. J Ind Soc Pedod Prev Dent 2000; 18(1): 11-7.

59. **Thomas S, Tandon S, Nair S.** Effect of dental health education on the oral health status of rural child population by involving target groups. J Ind Soc Pedod Prev Dent 2000; 18(3): 115-125.

60. **Meyle J, Gonzales JR.** Influências das doenças sistémicas na Periodontite em crianças e adolescentes. Periodontol 2000-2001; 26: *92-112.*

61. **Clerehugh V, Tugnait A.** *Diagnóstico e tratamento das doenças*

periodontais em crianças e adolescentes. Periodontol 2000-2001; 26: 146 168.

62. **Oh TJ, Eber R, Wang HL.** *Doenças periodontais na criança e no adolescente. J Clin Periodontol 2002; 29:* 400-410.

63. **Sogi GM, Bhaskar DJ.** Cárie dentária e estado de higiene oral de crianças em idade escolar em Davangere em relação aos seus níveis socioeconómicos: Um estudo epidemiológico. J Ind Soc Pedod Prev Dent 2002; 20(4): 152157.

64. **Mager DL, Ximenez-Fyvie LA, Haffajee AD, Socransky SS.** Distribuição de espécies bacterianas selecionadas em superfícies intra-orais. J Clin Periodontol 2003; 30: 644-654.

65. **Craig RG, Yip JK, Mijares DQ, LeGeros RZ, Socransky SS, Haffajee AD.** Progressão de doenças periodontais destrutivas em três populações de minorias urbanas: papel dos factores clínicos e demográficos. J Clin Periodontol 2003; 30: 1075-1083.

66. **Christensen LB, Petersen PE, Bhambal A.** Oral health and oral behaviour among 11 to 13 year olds in Bhopal, India (Saúde oral e comportamento oral entre crianças de 11 a 13 anos em Bhopal, Índia). Community Dent Health 2003; 20(3): 153-158.

67. **Junior ABN, de Souza SLS, Junior MT, Grisi MFM, Suzigan LC, Tunes RS.** Controle da inflamação gengival em uma população de adolescentes utilizando a profilaxia ultra-sônica. Braz Dent J 2004; 15(1): 41-45.

68. **Prasad VN, Chawla HS, Goyal A, Gauba K, Singhi P.** Ácido fólico e sobrecrescimento gengival induzido pela fenitoína: Existe um efeito preventivo? J Ind Soc Pedod Prev Dent 2004; 22(2): 82-91.

69. **Vandana KL, Penumatsa GS.** Uma avaliação comparativa de uma escova de dentes ultra-sónica e manual sobre o estado de higiene oral e a eficácia na remoção de manchas. J Ind Soc Pedod Prev Dent 2004; 22(1): 33-35.

70. **Ramires-Romito ACD, Oliveira LB, Romito GA, Mayer MPA, Rodrigues CRMD.** Estudo de correlação entre os índices de placa e gengival de mães e

filhos. J Appl Oral Sci 2005; 13(3): 227-231.

71. **Mahesh KP, Joseph T, Varma RB, Jayanthi M.** Estado de saúde oral de crianças de 5 e 12 anos que frequentam a escola na cidade de Chennai: Um estudo epidemiológico. J Ind Soc Pedod Prev Dent 2005; 23(1): 17-22.

72. **Pandey SC, Pandey RK.** O estado da higiene oral em pacientes com fenda labial e palatina após correção cirúrgica. J Ind Soc Pedod Prev Dent 2005; 23(4): 183-184.

73. **Ketabi M, Tazhibi M, Mohebrasool S.** A prevalência e os factores de risco da gengivite entre as crianças encaminhadas para a escola de medicina dentária da Universidade Islâmica Azad de Isfahan (ramo de Khorasgan), no Irão. Dent Res J 2006; 3(1):1-4.

74. **Yee R, David J, Khadka R.** Oral cleanliness of 12-13-year-old and 15-year-old school children of Sunsari District, Nepal. J Indian Soc Pedod Prev Dent 2006; 24(3):146-151.

75. **Retna KN, Sheela S, Sarada PN.** Knowledge and attitude on infant oral health among graduating medical students in Kerala (Conhecimentos e atitudes sobre a saúde oral dos bebés entre os estudantes de medicina em Kerala). J Ind Soc Pedod Prev Dent 2006; 24(4): 173-176.

76. **Shashikiran ND, Reddy VVS, Raju PK.** Efeito da medicação antiasmática na doença dentária: cárie dentária e doença periodontal. J Ind Soc Pedod Prev Dent 2007; 25(2): 65-68.

77. **Nasim VS, Shetty YR, Hegde AM.** Estado de saúde dentária em crianças com leucemia linfoblástica aguda. J Clin Pediatr Dent 2007; 31(3): 212-215.

78. **Jayaprakash K, Veeresha KL, Hiremath SS.** A comparative study of two mouthrinses on plaque and gingivitis in school children in the age group of 13-16 years in Bangalore city. J Ind Soc Pedod Prev Dent 2007; 25(3): 126-129.

79. **Grewal N, Kaur M.** Status of oral health awareness in Indian children as compared to Western children: A thought provoking situation (a pilot study). J

Ind Soc Pedod Prev Dent 2007; 25(1): 15-19.

80. **Nakhjavani YB, Bayramy A.** The dental and oral status of children with chronic renal failure. J Ind Soc Pedod Prev Dent 2007; 25(1): 7-9.

81. **Dhar V, Jain A, van Dyke TE, Kohli A.** Prevalência de cáries dentárias e necessidades de tratamento nas crianças em idade escolar das zonas rurais do distrito de Udaipur. J Ind Soc Pedod Prev Dent 2007; 25(3): 119-121.

82. **Yaghobee S, Paknejad M, Khorsand A.** Associação entre asma e doença periodontal. J Dent, Tehran Univ Med Sci, Teerão, Irão 2008; 5(2): 47-51.

83. **Srikanth RK, Shashikiran ND, Subba Reddy VV.** Bochecho de chocolate: Efeito na acumulação de placa bacteriana e na contagem de estreptococos mutans quando utilizado por crianças. J Ind Soc Pedod Prev Dent 2008; 26(2): 67-70.

84. **Farsi N, Amoudi N A, Farsi J, Bokhary S, Sonbul H.** Saúde periodontal e sua relação com factores salivares entre diferentes grupos etários numa população saudita. Oral Health Prev Dent 2008; 6: 147-154.

85. **Kumar S, Dagli RJ, Mathur A, Jain M, Duraiswamy P, Kulkarni S.** Condições de higiene bucal em relação a fatores sócio-demográficos de crianças e adultos com deficiência auditiva, frequentadores de uma escola especial. Spec Care Dent 2008; 28(6): 258-264.

86. **Silvestre FJ, Miralles L, Llambes F, Bautista D, Izquierdo ES, Mijares AH.** Diabetes mellitus tipo 1 e doença periodontal: Relação com diferentes variáveis clínicas. Med Oral Patho Oral Cir Bucal. 2009; 14 (4):E175-179.

87. **Das UM, Beena JP, Azher U.** Estado de saúde oral de crianças de 6 e 12 anos que frequentam a escola na cidade de Bangalore: um estudo epidemiológico. J Ind Soc Pedod Prev Dent 2009; 27(1): 6-8.

88. **Kumar S, Sharma J, Duraiswamy P, Kulkarni S.** Determinantes da higiene oral e do estado periodontal em crianças e adolescentes com deficiência mental. J Ind Soc Pedod Prev Dent 2009; 27(3): 151-157.

89. **Mukhopadhyay S.** Quantitative estimation of AgNORs in inflammatory gingival overgrowth in pediatric patients and its correlation with the dental plaque status. J Ind Soc Pedod Prev Dent 2009; 27(4): 235-241.

90. **Jain M, Mathur A, Sawla L, Choudhary G, Kabra K, Duraiswamy P, Kulkarni S.** Oral health status of mentally disabled subjects in India (Estado de saúde oral dos deficientes mentais na Índia). J Oral Sci 2009; 51(3): 333-340.

91. **Das UM, Singhal P.** Tooth brushing skills for the children aged 3-11 years. J Ind Soc Pedod Prev Dent 2009; 27(2): 104-107.

92. **Kumar S, Sharma J, Duraiswamy P, Kulkarni S.** Determinantes da higiene oral e do estado periodontal em crianças e adolescentes com deficiência mental. J Ind Soc Pedod Prev Dent 2009; 27(3): 151-157.

93. **Bhayya DP, Shyagali TR, Mallikarjun K.** Estudo do estado de higiene oral e da prevalência de doenças gengivais em crianças com 10-12 anos de escolaridade em Maharashtra, Índia. J Int Oral Health 2010; 2(3), 21-26.

94. **Owino RO, Masiga MA, Nganga PM, Macigo FG.** Cárie dentária, gengivite e necessidades de tratamento em crianças de 12 anos. East African Med J 2010; 87(1): 25-31.

95. **Shetty V, Hegde AM, Bhandary S, Rai K.** Estado de saúde oral das crianças com deficiência visual - um estudo do sul da Índia. J Clin Pediatr Dent 2010; 34(3): 213-216.

96. **Harini PM, Anegundi RT.** Eficácia de um probiótico e de bochechos de clorexidina: um estudo clínico de curto prazo. J Ind Soc Pedod Prev Dent 2010; 28(3): 179-182.

97. **Shenoy RP, Sequeira PS.** Eficácia de um programa de educação dentária escolar na melhoria dos conhecimentos de saúde oral e das práticas e estado de higiene oral de crianças em idade escolar com 12 a 13 anos. Ind J Dent Res 2010; 21(2): 253-259.

98. **Agarwal V, Khatri M, Singh G, Gupta G, Marya CM, Kumar V.**

Prevalência de doenças periodontais na Índia. J Oral Health Comm Dent 2010; 4: 7-16.

99. **Wood N H, Blignaut E, Lemmer J, Meyerov R, Feller L.** Doenças periodontais necrotizantes num distrito semirural da África do Sul. AIDS Res Treat 2011; 1: 1-5.

100. **Agrawal A, Bhat N, Shetty S, Sharda A, Singh K, Chaudhary H.** Higiene oral e estado periodontal entre os detidos num centro de detenção juvenil, Índia. Oral Health Prev Dent 2011; 9: 281-287.

101. **Avasthi K, Bansal K, Mittal M, Marwaha M.** Estado de saúde oral de crianças com deficiências sensoriais em Deli e Gurgaon. Int J Dent Clin 2011; 3(2): 21-23.

102. **Acharya S, Goyal A, Utreja AK, Mohanty U.** Effect of three different motivational techniques on oral hygiene and gingival health of patients undergoing multi bracketed orthodontics. Angle Orthod 2011; 81(5): 884-888.

103. **Chachra S, Dhawan P, Kaur T, Sharma AK.** A forma mais eficaz e essencial de melhorar a educação sobre o estado da saúde oral. J Ind Soc Pedod Prev Dent 2011; 29(3): 216-221.

104. **Suvarna RM, Rai K, Hegde AM.** Saúde oral de crianças com doença cardíaca congénita após tratamento preventivo. J Clin Pediatr Dent. 2011; 36(1): 93-98.

105. **Gujjar KR, Khadija H, Suleiman MO, Amith HV.** Estado de saúde gengival de crianças de 2 a 15 anos de idade de Benghazi com Diabetes Mellitus tipo I. J Dent Child 2011; 78 (2): 96-101.

106. **Singh A, Bharathi MP, Sequeira P, Acharya S, Bhat M.** Estado e práticas de saúde oral de crianças tribais indianas de 5 e 12 anos de idade. J Clin Pediatr Dent 2011; 35(3): 325-330.

107. **Asokan S, Kumar RS, Emmadi P, Raghuraman R, Sivakumar N.** Efeito da extração de óleo na halitose e nos microorganismos causadores da halitose:

Um ensaio piloto controlado e aleatório. J Ind Soc Pedod Prev Dent 2011; 29(2): 90-94.

108. **Prashanth ST, Bhatnagar S, Das UM, Gopu H.** Conhecimentos sobre saúde oral, prática, estado de higiene oral e prevalência de cáries dentárias entre crianças com deficiência visual em Bangalore. J Ind Soc Pedod Prev Dent 2011; 29(2): 102-105.

109. **Hegde AM, Joshi S, Rai K, Shetty S.** Avaliação do estado de higiene oral, caraterísticas salivares e experiência de cárie dentária em crianças com leucemia linfoblástica aguda. J Clin Pediatr Dent 2011; 35(3): 319323.

110. **Gontiya G, Bhatnagar S, Mohandas U, Galgali SR.** Gengivectomia assistida por laser em pacientes pediátricos: Um novo tratamento alternativo. J Ind Soc Pedod Prev Dent 2011; 29(3): 264-269.

111. **Kallar S, Pandit IK, Srivastava N, Gugnani N.** Eficácia da remoção de placa bacteriana de escovas manuais e eléctricas em condições supervisionadas e não supervisionadas: um estudo clínico comparativo. J Ind Soc Pedod Prev Dent 2011; 29(3): 235-238.

112. **Chaudhry S, Khan AA, Butt AK, Idrees M, Izhar M, Iqbal HA.** Helicobacter pylori na placa dentária; está relacionada com a frequência de escovagem, a carga de placa e o estado de saúde oral? J Coll Physicians Surg Pak 2011; 21(10): 589-92.

113. **Sridharan S, Ganiger K, Satyanarayana A, Rahul A, Shetty S.** Effect of environmental tobacco smoke from smoker parents on gingival pigmentation in children and young adults: a cross-sectional study. J Periodontol 2011; 82(7): 956-962.

114. **Singh A, Sequiera P, Acharya S, Bhat M.** Oral health status of two 12 year old socially disadvantaged groups in South India (Estado de saúde oral de dois grupos socialmente desfavorecidos de 12 anos no Sul da Índia): Um estudo comparativo. Oral Health Prev Dent 2011; 9: 3-7.

115. **Gupta G.** Probióticos e saúde periodontal. J Med Life 2011; 4(4):387- 394.

116. **Sharma S, Yeluri R, Jain AA, Munshi AK.** Effect of toothbrush grip on plaque removal during manual toothbrushing in children (Efeito da pega da escova de dentes na remoção de placa durante a escovagem manual de dentes em crianças). J Oral Sci; 54(2): 183-190.

117. **Hegde AM, Kavita R, Sushma KS, Suchetha S.** Níveis de ácido siálico salivar e saúde dentária em crianças com doença cardíaca congénita. J Clin Pediatr Dent 2012; 36(3): 293-296.

118. **Nagarajappa R, Kenchappa M, Ramesh G, Nagarajappa S, Tak M.** Avaliação do estado periodontal e das necessidades de tratamento entre alunos de 12 e 15 anos de idade em Udaipur, Índia Eur Arch Paed Dent 2012; 13(3): 132-137.

119. **Chauhan VS, Chauhan RS, Devkar N, Vibhute A, More S.** Doenças gengivais e periodontais em crianças e adolescentes. J Dent Allied Sci 2012; 1(1): 26-29.

120. **Bolivar I, Whiteson K, Stadelmann B, Baratti-Mayer D, Gizard Y, Mombelli A, Pittet D, Schrenzel J.** Diversidade bacteriana em amostras orais de crianças no Níger com noma agudo, gengivite necrosante aguda e controlos saudáveis. PLoS Negl Trop Dis 2012; 6(3): e1556.

121. **Priya H, Acharya S, Kumar M, Bhat M, Purohit B.** Estado de saúde oral e necessidade de tratamento entre crianças pré-escolares que frequentam centros Anganwadi - Um estudo comparativo. Oral Health Prev Dent 2012; 10: 355-363.

122. **Subramaniam P, Gupta M, Mehta A.** Estado de saúde oral em crianças com distúrbios renais. J Clin Pediatr Dent 2012; 37(1): 89-93.

123. **Ganesh M, Shah S, Parikh D, Choudhary P, Bhaskar V.** The effectiveness of musical toothbrush for dental plaque removal: Um estudo comparativo. J Ind Soc Pedod Prev Dent 2012; 30(2):139-145.

124. **Tak M, Nagarajappa R, Sharda A, Asawa K, Tak A, Jalihal S.** Avaliação

comparativa da higiene oral e do estado periodontal em crianças com poliomielite na cidade de Udaipur, Rajastão, Índia. Med Oral Patol Oral Cir Bucal 2012; 17(6): e969-976.

125. **Dubey R, Jalili VP, Jain S, Dubey A.** Bacteremia transitória consequente à escovagem de dentes em pacientes ortodônticos. Prog Orthod 2012; 13(3): 237245.

126. **Kamath PK, Vidya M, Anand SP.** Lesões biopsiadas da gengiva numa população do sul da Índia - Um estudo retrospetivo. Oral Health Pre Dent 2013; 11: 71-79.

127. **Jain M, Bharadwaj SP, Kaira LS, Bharadwaj SP, Chopra D, Prabu D, Kulkarni S.** Oral health status and treatment need among institutionalised hearing impaired and blind children and young adults in Udaipur, India: Um estudo comparativo. Oral Health Dent Manag 2013; 12(1): 41-49.

128. **Ojahanon PI, Akionbare O, Umoh AO.** O estado de higiene oral dos órfãos que vivem em instituições na cidade de Benin, Nigéria. Niger J Clin Pract 2013; 16(1): 41-44.

129. **Renkema AM, Fudalej PS, Renkema A, Kiekens R, Katsaros C.** Desenvolvimento de recessões gengivais labiais em pacientes tratados ortodonticamente. Am J Orthod Dentofacial Orthop 2013; 143(2): 206-212.

130. **Shetty V, Hegde AM, Varghese E, Shetty V.** Um novo sistema de escovagem de dentes baseado em música para crianças cegas. J Clin Pediatr Dent 2013; 37(3): 251-255.

131. **D'Cruz AM, Aradhya S.** Impacto da educação para a saúde oral nos conhecimentos e práticas de higiene oral, no controlo da placa bacteriana e na saúde gengival de crianças de 13 a 15 anos de idade em idade escolar na cidade de Bangalore. Int J Dent Hyg 2013; 11(2): 126-133.

132. **Santhosh K, Jyothi T, Prabu D, Suhas K.** Variáveis sócio-comportamentais que afectam a higiene oral e o estado periodontal de crianças de

12 anos de idade em idade escolar do distrito de Udaipur. Odontostomatol Trop 2013; 36(141): 27-33.

133. **Finn SB.** Text book of Clinical Pedodontics, quarta edição, W.B. Saunders Company, Delhi, Pg. No. 286 - 289.

134. **Tandon S.** Textbook of Pedodontics, segunda edição, Paras Medical Publisher, New Delhi, Pg. No. 764 - 768.

135. **Muthu MS, Sivakumar N**: Text book of Pediatric Dentistry - Principles and Practice, second edition, Elsevier Publisher, New Delhi, Pg. No. 455 - 456.

136. **Reeve CM, Wtzen FM.** A prevalência, morfologia e distribuição dos restos epiteliais no ligamento periodontal humano. Oral Surg Oral Med Oral Pathol 1962; 15: 785-793.

137. **Wiebe CB, Putnins EE.** O Sistema de Classificação de Doenças Periodontais da Academia Americana de Periodontologia - Uma Atualização, J Can Dent Assoc 2000; 66: 594 - 597.

138. **Addy M, Hunter ML, Kingdon A, Dummer PM, Shaw WC.** Um estudo de 8 anos sobre alterações na higiene oral e saúde periodontal durante a adolescência. Int J Paediatr Dent 1994; 4(2): 75 - 80.

139. **Greeneberg RS.** Medical epidemiology, Norwalk, Conn 1996, Appleton and Lange, p 196.

140. **Hattab FN.** Condição periodontal e alterações orofaciais em pacientes com talassemia major: uma visão clínica e radiográfica. J Clin Pediatr Dent 2012; 36(3): 301 - 307.

141. **Hugar SM, Deshpande SD, Shigli A, Ravindranath Reddy PV.** Uma visão geral das doenças gengivais e periodontais em 12 a 15 anos usando o índice de prevalência local de gengivite e periodontite (OMS 1978). World J Dent 2011; 2(3): 175-181.

142. **Singh A, Purohit B, Sequeira P, Acharya S.** Estado de saúde oral de

crianças aborígenes de 5 anos de idade em comparação com um grupo marginalizado de idade semelhante no sudoeste da Índia. Int Dent J 2011;61(3): 157-162.

143. **Singh M, Saini A, Saimbi CS, Bajpai AK.** Prevalência de doenças dentárias em crianças de 5 a 14 anos de idade em zonas rurais do distrito de Barabanki, Uttar Pradesh, Índia. Ind J Dent Res 2011; 22(3): 396399.

144. **Bhowate R, Dubey A.** Dentofacial changes and oral health status in mentally challenged children. J Ind Soc Pedod Prev Dent 2005; 23(2): 71-73.

145. **Paul T, Brandt RS.** Oral and dental health status of children with cleft lip and/or palate. J Cleft Palate Craniofac 1998; 35(4): 329-332.

146. **Subrata S, Subrata S.** Prevalência e gravidade da cárie dentária e estado de higiene oral nas zonas rurais e urbanas de Calcutá. J Ind Soc Pedod Prev Dent 1996; 14(1): 17-20.

147. **Leung SW.** Manchas naturais nos dentes de crianças. J Am Dent Assoc 1950; 41: 191-197.

148. **Pickerill HP.** The prevention of dental caries and oral sepsis. Nova Iorque, Paul B. Hoeber, 1924; pg no. 263.

149. **Mandel ID, Graffar A.** Calculus revisited: Uma revisão. J Clin Peridontol 1986; 13: 249-257.

150. **Ziskin DE, Blackberg SN, Stout A.** As gengivas durante a gravidez. J Surg Gynec Obst 1933; 57(6): 719-726.

151. **Deasy MJ, Vogel RI, Macedo Sobrinho B, Gemman G, Simon B.** Neutropenia crónica benigna familiar associada a doença periodontal - Relato de um caso. J Periodontol 1980; 51: 206-210.

152. **Pernu HE, Pajari VR, Lanning M.** A importância do tratamento dentário regular em pacientes com neutropenia cíclica: Follow-up de 2 casos. J Periodontol 1996; 67: 454-459.

153. **Hart T.** Factores de risco genéticos para a periodontite de início precoce. J Periodontol 1996; 67: 355-366.

154. **Aslane Y, Erduran E, Gedik Y, Mocan H, Yildiran L.** O papel das doses elevadas de metilprednisolona e da esplenectomia na fase acelerada da síndrome de Chediak-Higashi. Periodontol 2000 - 2001; 26: 92-112.

155. **Delcourt-Debruyne EMC, Boutigny HRA, Hildebrand HF.** Caraterísticas da doença periodontal grave num adolescente com síndrome de Chediak-Higashi. J Periodontol 2000; 71: 816 - 824.

156. **Meyle J.** Deficiência de adesão de leucócitos e periodontite pré-púbere. Periodontol 2000-1994; 6: 26-36.

157. **Dennison DK, Van-Dyke TE.** The acute inflammatory response and the role of phagocytic cells in periodontal health and disease (A resposta inflamatória aguda e o papel das células fagocíticas na saúde e doença periodontal). Periodontol 2000-1997; 14: 54-78.

158. **Soskolne VA. Stabholz A, Van Dyke TE, Hart TC, Meyle J.** Expressão parcial da síndrome de Papillon Lefevre em 2 famílias não relacionadas. J Clin Periodontol 1996; 23: 764-769.

159. **Hart TC, Shapira L.** Síndrome de Papillon-Lefevre. Periodontol 20001994; 6: 88-100.

160. **Bimstein E, Lustmann J, Seta MN, Neriah ZB, Soskolne WA.** Periodontite associada à síndrome de Papillon-Lefevre. J Periodontol 1990; 61: 373-377.

161. **Kleinfelder J, Topoll HH, Preus HR, Muller RF, Lange DE, Boeker W.** Achados microbiológicos e imunohistológicos num paciente com síndrome de Papillon Lefevre. J Clin Periodontol 1996; 23: 1032-1038.

162. **Schroeder HE, Seger RA, Keller HU, Rateitschak Pluss EM.** Comportamento dos granulócitos neutrofílicos num caso de síndrome de Papillon-Lefevre. J Clin Periodontol 1983; 10: 618-635.

163. **Hart TC, Stabholz A, Meyle J, Shapira L, Van Dyke TE, Cutler CW, Soskolne WA.** Estudos genéticos de síndromes com periodontite grave e hiperqueratose palmo-plantar. J Periodontol Res 1997; 32: 81-89.

164. **Brousseau K.** Mongolismo: um estudo das caraterísticas físicas e mentais dos imbecis da Mongólia. J Periodontol 2000 - 2001; 26: 92-112.

165. **Reuland BW. Van Dijk J.** Doença periodontal na síndrome de Down: Uma revisão. J Clin Periodontol 1986; 13: 64-73.

166. **Barnett ML, Press KP, Friedman D, Sonnenberg EM**. A prevalência de periodontite e cárie dentária numa população com síndrome de Down. J Periodontol Res 1986; 57: 288-293.

167. **Anamo A, Kishima T, Kimura S, Takiguchi M, Ooshima T, Hamada S, Morisaki I.** Bactérias periodontopáticas em crianças com síndrome de Down. J Periodontol 2000; 71: 249-255.

168. **Bernick SM, Cohen DW, Baker L, Laster L.** Doenças dentárias em crianças com diabetes mellitus. J Periodontol 1975; 46: 241-245.

169. **Pinson M, Hoffman WH, Garnick JJ, Litaker MS.** Doença periodontal e diabetes mellitus tipo I em crianças e adolescentes. J Periodontol 1995; 22: 181-123.

170. **Rathbun JC.** Hipofosfatasia: uma nova anomalia de desenvolvimento. J Periodontol 2000 - 2001; 26: 92-112.

171. **Baab DA, Page RC, Morton T.** Estudos de uma família que apresenta esfoliação prematura dos dentes decíduos. J Periodontol 1985; 56: 403409.

172. **Watanabe H, Umeda M, Seki T, Ishikawa I.** Estudos clínicos e laboratoriais de doença periodontal grave num adolescente associada a hipofosfatasia: relato de um caso. J Periodontol 1993; 64: 174-180.

173. **McKusick VA.** A classificação dos distúrbios hereditários do tecido conjuntivo. J Periodontol 2000 - 2001; 26: 92-112.

174. **Oleske J, Cooper R, Thomas K, dela Cruz A, Ahdieh H, Guerrero I, Joshi VV, Desposito F.** Immune deficiency syndrome in children. J Am Med Assoc 1983; 249: 2345-2349.

175. **Silverman SJ, Migliorati CA, Lozada-Nur F, Greenspan D, Conant M.** Oral findings in people with or at risk for AIDS: a study of 375 homosexual males. J Am Dent Assoc 1986; 112: 187-192.

176. **Zambon JJ.** Doenças periodontais: factores microbianos. - Ann Periodontol 1996; 1: 879-925.

177. **Mandell RL, Ebersole JL, Socransky SS.** Caraterísticas clínicas, imunológicas e microbiológicas dos locais de doença ativa na periodontite juvenil. J Clin Periodontol 1987; 14: 534-540.

178. **Haffajee AD, Socransky SS, Dzink JL, Taubman MA, Ebersole JL, Smith DJ.** Caraterísticas clínicas, microbiológicas e imunológicas de indivíduos com doenças periodontais destrutivas. J Clin Periodontol1988; 15(4): 240-246.

179. **Moore WE.** Microbiologia da doença periodontal. J Periodontol Res 1987; 22: 335-341.

180. **Asikainen S, Jousimies-Somer H, Kanervo A, Saxen L.** Actinobacillus actinomycetemcomitans e estado clínico periodontal em pacientes finlandeses com periodontite juvenil. J Periodontol 1986; 57: 91-93.

181. **Asikainen S, Jousimies-Somer H, Kanervo A, Summanen P.** Determinadas espécies e morfotipos bacterianos na periodontite juvenil localizada e em controlos correspondentes. J Periodontol 1987; 58: 224-230.

182. **Albandar JM, Loe H, Brown LJ.** Putative periodontal pathogens in subgingival plaque of young adults with and without early-onset periodontitis. J Periodontol 1991; 68: 973-81.

183. **Asikainen S.** Ocorrência de Actinobacillus actinomycetemcomitans e espiroquetas 10 em relação à idade na periodontite juvenil localizada. J Periodontol 1986; 57: 537-541.

184. **Douglass KD, Killoy WJ, Berkstein S, Cobb CM.** Caracterização microscópica da placa microbiana associada à superfície radicular na periodontite juvenil localizada. J Periodontol 1990; 61: 475 - 484.

185. **Shapira L, Smidt A, van Dyke TE, Barak V, Soskolne AW, Brautbar C, Sela MN, Bimstein E.** Manifestação sequencial de diferentes formas de periodontite de início precoce: Um relato de caso. J Periodontol 1994; 65: 631-635.

186. **Han NM, Xiao XR. Zhang LS, Ri XQ, Zhang JZ, Tong YH, Yang MR, Xiao ZR.** Estudo bacteriológico da periodontite juvenil na China. J Periodontol Res 1991; 26: 409 - 414.

187. **Ting M, Contreras A, Slots J.** Herpesvírus na periodontite juvenil localizada. J Periodontol Res 2000; 35: 17-25.

188. **Slots J, Feik D, Rams TE.** Actinobacillus actinomycetemcomitans e Bacteroides intermedius 10 periodontite humana: relação de idade e associação mútua. J Clin Periodontol 1990; 17: 659-662.

189. **Alaluusua S, Saarela M, Jousimies-Somer H, Asikainen S.** Ribotyping mostra semelhança intra-familiar em isolados de Actinobacillus actinomycetemcomitans. J Periodontol 2000 - 2001; 26: 33-53.

190. **Bimstein E, Matsson L.** Considerações sobre crescimento e desenvolvimento no diagnóstico de gengivite e periodontite em crianças. J Pediatr Dent 1999; 21: 186-191.

191. **Wojcicki CJ, Harper OS, Robinson PJ.** Diferenças nos microorganismos associados à doença periodontal da placa subgengival em crianças pré-púberes, púberes e pós-púberes. J Periodontol 1987; 58: 219-223.

192. **ZambonJJ , Slots J, Christersson LA.** *Actinobacillus actinomycetemcomitans* na doença periodontal humana: Prevalência em grupos de pacientes e distribuição de biótipos e serótipos nas famílias. J Periodontol 1983; 54: 707-711.

193. **Gunsolle JC, Ranney RR, Zambon JJ, Burmeister JA, Schenkeln HA.** *Actinobacillus actinomycetemcomitans* em famílias afectadas por periodontite. J Periodontol 1990; 61: 643 - 648.

194. **Von Troil-Linden B, Torkko H, Alaluusua S, Jousimies-Somer H, Asikainen S.** Níveis salivares de agentes patogénicos periodontais suspeitos em relação ao estado e tratamento periodontal. J Dent Res 1995; 74: 17891795.

195. **Petit MD, van Steenbergen TJ, Scholte LM, van der Velden U, de Graaff J.** Epidemiologia e transmissão de *Porphyromonas gingivalis* e *Actinobacillus actinomycetemcomitans* entre crianças e seus familiares: Um relatório de 4 inquéritos. J Clin Periodontol 1993; 20: 641650.

196. **Van Steenbergen TJ, de Graaff J, Abbas F.** Monitorização microbiológica e clínica da periodontite juvenil não localizada em adultos jovens: um relatório de 11 casos. J Periodontol 1993; 64: 40-47.

197. **Asikainen S, Chen C.** Ecologia oral e transmissão pessoa a pessoa de *Actinobacillus actinomycetemcomitans* e *Porphyromonas gingivalis*. J Periodontol 2000 - 1999: 20: 65-81.

198. **Merrit H, Putnam T.** Difenil-hidantoinato de sódio no tratamento de perturbações convulsivas. J Amerc Medi Assoc 1938; 111: 1068-1072.

199. **Peter S.** Essentials of Preventive and Community Dentistry, Fourth edition, Arya (MEDI), Publishing house. Pg. no. 111 - 132.

200. **Carranza FA Jr, Newman MG:** Livro de texto de Periodontologia Clínica, Oitava edição, publicação W.B. Saunders. Pg. no.61 - 81.

201. **Schour I, Massler M.** Estudo da doença gengival utilizando o Índice PMA. J Dent Res 1948; 27:733 - 739.

202. **Russell AL.** Um fator social associado à gravidade da doença periodontal. J Dent Res 1957; 36 (6): 922 - 926.

203. **Carlos JP, Wolfe MD, Kingman A.** O índice de extensão e gravidade: um

método simples para utilização em estudos epidemiológicos da doença periodontal. J Clin Periodontol 1986; 13: 500 - 505.

204. **Dunning JM, Leach LB.** Contagem do osso gengival: um método para o estudo epidemiológico da doença periodontal. J Dent Res 1960; 39 (3): *506 - 513*.

205. **Adams RA, Nystrom GP.** Um Índice de Gravidade da Periodontite. J Periodontol 1986; 57 (3):176 - 179.

206. **Diretrizes para a terapia periodontal:** Academia Americana de Periodontologia. J Periodontol 1998; 69: 405-408.

207. **Lindhe J, Karring T, Lang NP.** Periodontologia clínica e implantologia. 3ª edição. Copenhaga: Munksgaard; 1997: 420-437.

208. **Último JM.** Um dicionário de epidemiologia. 3ª edição. Nova Iorque; Oxford University Press, 1995.

209. **O'Leary TJ, Drake RB, Naylor JE.** O registo do controlo da placa bacteriana. J Periodontol 1972; 43: 38.

210. **Clerehugh V, Lennon MA.** O nível de fixação como medida da periodontite precoce. Saúde Dentária Comunitária 1984; 1: 33-40.

211. **Chapman HR, Kirby-Turner NC.** Medo dentário em crianças - um modelo proposto. Br Dent J 1999; 187: 408-412.

212. **Sagnes G.** Eficácia das técnicas de escovagem vertical e horizontal na remoção da placa bacteriana. ASDC J Dent Child 1974; 41: 3943.

213. **Rugg-Gunn A, MacGregor I, Edgar W, Ferguson M.** Toothbrushing behaviour in relation to plaque and gingivitis in adolescent schoolchildren. J Periodontol Res 1979; 14: 231-238.

214. **Bass CC.** Um método eficaz de higiene oral pessoal. J Louisiana Med Soc 1954; 106: 100-112.

215. **Lang NP, Attstrom R, Loe H.** Actas do Workshop Europeu sobre o controlo mecânico da placa bacteriana. Chicago, Quintessence; 1998: 156-168.

216. **Lang NP, Attstrom R, Loe H.** Actas do Workshop Europeu sobre o controlo mecânico da placa bacteriana. Chicago, Quintessence; 1998: 169-172.

217. **Clerehugh V, Williams P, Shaw WC, Worthington HV, Warren P.** A practice based randomised controlled trial of the efficacy of an electric and a manual toothbrush on gingival health in patients with fixed orthodontic appliances. J Dent 1998; 26: 633-639.

218. **Lang NP, Attstrom R, Loe H.** Actas do Workshop Europeu sobre o controlo mecânico da placa bacteriana. Chicago, Quintessence; 1998: 138- 155.

219. **Walmsley AD.** A escova de dentes eléctrica: uma revisão. Br Dent J 1997; 182: 209-218.

220. **Eley BM.** Agentes antibacterianos no controlo da placa supra-gengival - uma revisão. Br Dent J 1999; 186: 286-296.

221. **Ellwood R, Worthington HV, Blinkhorn ASB, Volpe AR, Davies RM.** Efeito de um dentífrico de triclosan/copolímero na incidência de perda de fixação periodontal em adolescentes. J Clin Periodontol 1998; 25: 363-367.

222. **Foulds J.** Strategies for smoking cessation (estratégias para deixar de fumar). Br Med Bull 1996; 52: 157173.

223. **Cobb CM.** Terapia não cirúrgica da bolsa: Mecânica. Ann Periodontol 1996; 1: 443-490.

224. **Greenstein G.** Resposta periodontal à terapia mecânica não cirúrgica: uma revisão. J Periodontol 1992; 63: 118-130.

225. **Roberts-Harry EA, Clerehugh V.** Cálculo subgengival: onde estamos agora? Uma revisão comparativa. J Dent 2000; 28: 93-102.

226. **Egelberg J, Claffey N.** Reavaliação periodontal. O caminho científico. Copenhaga: Munksgaard, 1994.

227. **Egelberg J.** Periodontia: O caminho científico. Sinopses de estudos clínicos em humanos. 2ª edição. Malmo: Odontoscience, 1995.

228. **Chawla TN, Nanda RS, Kapoor KK.** Procedimentos de profilaxia dentária no controlo da doença periodontal em Lucknow (rural), Índia. J Periodontol 1975; 46: 498-503.

229. **Lembariti BS, van der Weijden GA, van Palenstein Helderman WH.** O efeito de uma única destartarização com ou sem instrução de higiene oral na hemorragia gengival e na formação de cálculos. J Clin Periodontol 1998; 25: 30-33.

230. **Suomi JD, Smith LW, Chang JJ, Barbano JP.** Estudo do efeito de diferentes frequências de profilaxia no periodonto de jovens adultos do sexo masculino. J Periodontol 1973; 44: 406-410.

231. **Albandar JM, Buischi YAP, Oliveira LB, Axelsson P.** Ausência de efeito do treino de higiene oral na progressão da doença periodontal ao longo de 3 anos em adolescentes. J Periodontol 1995; 66: 255-260.

232. **Seymour RA, Heasman PA.** Drugs, diseases and the periodontium (Drogas, doenças e o periodonto). Oxford: Oxford University Press, 1992.

233. **Lindhe J, Karring T, Lang NP.** Periodontologia clínica e dentisteria de implantes. 3ª ed.. Copenhaga, Munksgaard; 1997: 508-549.

234. **Lindhe J, Karring T, Lang NP.** Periodontologia clínica e dentisteria de implantes. 3ª ed.. Copenhaga: Munksgaard, 1997: 258-278.

235. **Mealey BL.** Implicações periodontais: pacientes medicamente comprometidos. Ann Periodontol 1996; 1: 256-321.

236. **Murray PA.** Doenças periodontais em pacientes infectados pelo vírus da imunodeficiência humana. Periodontol 2000-1994; 6: 50-67.

237. **Relatório de consenso.** Terapia de bolsa cirúrgica. Ann Periodontol 1996; 1: 618-620.

238. **Relatório de Consenso.** Terapia não cirúrgica de bolsas: Mecânica, farmacoterapêutica e oclusão dentária. Ann Periodontol 1996; 1: 581-588.

239. **Gunsolley JC, Zambon JJ, Mellott CA, Brooks CN, Kaugars CC.** Terapia periodontal em adultos jovens com periodontite generalizada grave. J Periodontol 1994; 65: 268-273.

240. **Palcanis KG.** Terapia de bolsa cirúrgica. Ann Periodontol 199; 1: 589-617.

241. **Lang NP, Karring T, Lindhe J.** Actas do 2º Workshop Europeu de Periodontologia. Berlim: Quintessence Books, 1997.

242. **Lang NP, Karring T.** Actas do 1º Workshop Europeu de Periodontologia. Londres: Quintessence Books, 1994.

243. **van Winkelhoff AJ, Tijhof CJ, de Graaff J.** Resultados microbiológicos e clínicos da terapêutica com metronidazol e amoxicilina na periodontite associada a *Actinobacillus actinomycetemcomitans*. J Periodontol 1992; 63: 52-57.

244. **Saxen L, Asikainen S.** Metronidazole in the treatment of localised juvenile periodontitis. J Clin Periodontol 1993; 20: 166-171.

245. **Pavicic MJAMP, van Winkelhoff AJ, de Graaff J.** Synergistic effects between amoxicillin, metronidazole and the hydoxymetabolite of metronidazole against *Actinobacillus actinomycetemcomitans*. Antimicrob Agents Chemother 1991; 35: 961-966.

246. **Page RC, Bowen T, Altman L, Vandesteen E, Ochs H, Mackenzie P, Osterberg S, Engel LD, Williams BL.** Periodontite pré-púbere: Definição de uma entidade de doença clínica. J Periodontol 1983; 54: 257-271.

247. **Baer PN, McDonald RE.** Modo sugerido de terapia periodontal para pacientes com síndrome de Papillon-Lefevre. Periodontol Case Rep 1981: 110.

248. **Ishikawa I, Umeda M, Laosrisin N.** Exames clínicos, bacteriológicos e imunológicos e o processo de tratamento de dois pacientes com síndrome de Papillon-Lefevre. J Periodontol 1994; 65: 364-371.

249. **Preus H, Gjermo P.** Tratamento clínico da periodontite pré-púbere em 2 irmãos com síndrome de Papillon-Lefevre. J Clin Periodontol 1987; 14: 156-160.

250. **Andlin-Sobocki A, Marcusson A, Persson M.** 3 anos de observação da recessão gengival em incisivos mandibulares de crianças. J Clin Periodontol 1991; 18: 155-159.

251. **Persson M, Lennartsson B.** Potencial de melhoria da recessão gengival isolada em crianças. Swed Dent J 1986; 10: 45-51.

252. **Powell RN, McEnlery TM.** Um estudo longitudinal da recessão gengival isolada na região do incisivo central inferior de crianças com idades compreendidas entre os 6 e os 8 anos. J Clin Periodontol 1982; 9: 357-364.

253. **Andlin-Sobocki A.** Alterações das dimensões gengivais faciais em crianças. Um estudo longitudinal de 2 anos. J Clin Periodontol 1993; 20: 212-218.

254. **Andlin-Sobocki A, Bodin L.** Alterações dimensionais da gengiva relacionadas com alterações da posição facial/lingual dos dentes anteriores permanentes em crianças - um estudo longitudinal de 2 anos. J Clin Periodontol 1993; 20: 219-224.

255. **Bimstein E, Eidelman E.** Alterações morfológicas na gengiva aderida e queratinizada e no sulco gengival no período da dentição mista - um estudo longitudinal de 5 anos. J Clin Periodontol 1988; 15: 175-179.

256. **Wennstrom JL.** Terapia mucogengival. Ann Periodontol 1996; 1: 671701.

257. **Towfighi PP, Brunsvold MA, Storey AT, Arnold RM, Willman DE, McMahan CA.** Migração patológica de dentes anteriores em pacientes com Periodontite moderada a grave. J Periodontol 1997; 68: 967-972.

258. **Zachrisson BU.** Ortodontia e Periodontia. In:Lindhe AJ, Karring T, Lang NP, ed. Periodontologia clínica e implantologia. 3ª ed.. Copenhaga: Munksgaard, 1997.

259. **Documento de posição da Academia Americana de Periodontologia.** Terapia periodontal de apoio. J Periodontol 1998; 69: 502-506.

260. **Modeer T, Wondimu B.** Doenças periodontais em crianças e adolescentes.

Dent Clin North Am 2000; 44(3): 633-58.

261. **Wilkins EM.** Clinical practice of the dental hygienist (Prática clínica do higienista dentário). Nona edição; Biblioteca de publicações de catalogação do congresso, E.U.A. Pg no. 409-415.

262. **Leonard HJ.** Tratamento conservador da priodontontoclasia. J Am Dent Assoc 1939; 26: 1308.

263. **Smith TS.** Condições anatómicas e fisiológicas que regem a utilização da escova de dentes. J Am Dent Assoc 1940; 27: 874.

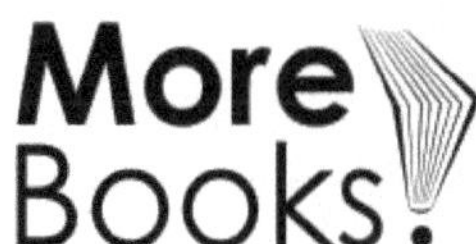

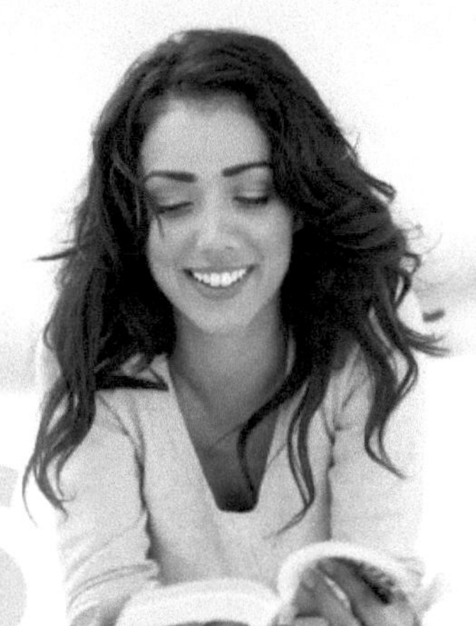

Buy your books fast and straightforward online - at one of world's fastest growing online book stores! Environmentally sound due to Print-on-Demand technologies.

Buy your books online at
www.morebooks.shop

Compre os seus livros mais rápido e diretamente na internet, em uma das livrarias on-line com o maior crescimento no mundo! Produção que protege o meio ambiente através das tecnologias de impressão sob demanda.

Compre os seus livros on-line em
www.morebooks.shop

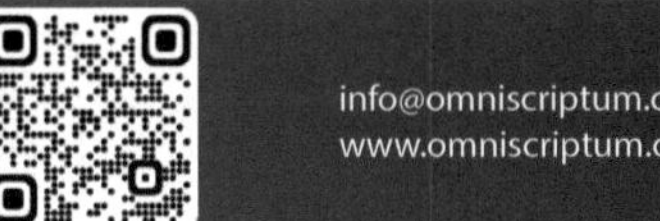

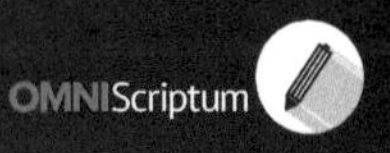

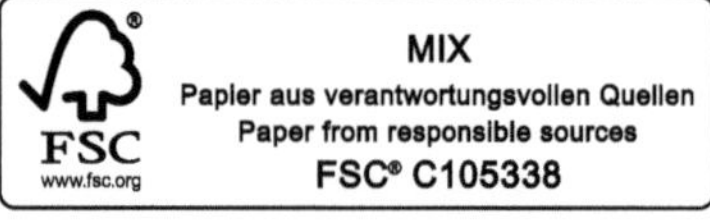

Printed by Books on Demand GmbH, Norderstedt / Germany